# 苦しみを癒す「無頓着」のすすめ

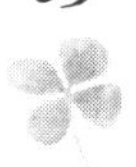

## はじめに

# お茶と対話で、患者の心に寄り添う

私が順天堂大学病院で「がん哲学外来」を始めたのが２００８年ですから、今年で９年になります。「がん哲学外来」という耳慣れない言葉が、「何だろう？」「どんなところだろう？」と、社会的に関心を呼び、望外の大きな反響がありました。「がん哲学外来」は「言葉の処方箋」を出すところです。がんという苦しみを抱える人と対話し、苦しみを少しでも希望に変える手助けができればと思って、ここまでやってきました。

「がん哲学外来」に来られたある患者は、こんな感想をくださいました。

「言葉の処方箋は治療費無料、効能１００パーセント、副作用なし！」

そして私の考えに興味を持ってくださる方や賛同してくださる医療関係者も徐々に増えてきて、各地で「がん哲学外来」を開いてくれる方が多くなり、「メディカル・

カフェ」も増えてきています。

「メディカル・カフェ」とは、喫茶店のように、がん患者がふらりと入ってきて、お茶を飲むのもよし、友人とおしゃべりするのもよしというように、本人の意思で自由に過ごす場。いわば、がん患者たちが茶飲み話をするところです。

その原形には、あの『武士道』の著者で五千円札の肖像にもなっていた明治の教育者・新渡戸稲造（にとべいなぞう）の旧制第一高等学校校長時代のエピソードがあります。

新渡戸は旧制高校の校長という要職にありながらも、毎週木曜日午後、学生たちのために学校の近くに部屋を借りて、みんなが集まれる場所を提供したといわれています。悩める学生が出入りできるようにし、彼らに話をしたり、相談に乗ったり、学生同士で自由に討論したり……という自由闊達な場を提供したといわれています。そういう雰囲気の中にあれば、進路や勉学のことで思い悩んでいる学生が彼に相談したくなるでしょう。そうした懐の深さともいうべき魅力が、新渡戸稲造にはあったのです。

矢内原忠雄（やないはらただお）も新渡戸にならって、「退職後、東大の近くに悩める学生たちのカフェをつくることを夢」としていたそうです。新渡戸が悩める学生の相談を受けていた姿を、矢内原も見ていたのです。しかしその夢を果たす前に、矢内原は胃がんで亡くなってしまい、その夢は、まわりまわって私のところに舞い降り、「がん哲学外来」「メディカル・カフェ」として結実したというわけです。

国立がん研究センターの調査によると、２０１４年にがんで死亡した人は約37万人。２０１５年に新たに「がん」と診断された例（罹患全国推計値）は約98万例です。

これに対し、「メディカル・カフェ」は現在ようやく全国で約１２０カ所。まだまだ足りません。将来的には７０００以上に増やしたい。人口１万５０００人当たりに１カ所は必ずメディカル・カフェがある、という形にしたいのです。そうなれば日本のどこに住んでいても、がん患者は気軽にメディカル・カフェを利用することができ、がんに悩む人を救うことができるのではないか……本書は、そんな願いを体系化したものでもあります。

## 夢の「天国カフェ」に向けて、ただいま準備中

「がん哲学外来」を続けてきた私の〝将来〟の夢は、天国で「がん哲学カフェ」を開くことです。私は自分の死後の〝将来〟も見据えているのです。

主要メンバーは７人。私は「７人のサムライ・カフェ」と密かに名づけています。

その7人とは、幕末から明治維新の時代に活躍した勝海舟、同志社大学の創設者・新島襄、明治の思想家・内村鑑三、前述の新渡戸稲造、そして、東大総長をつとめた南原繁と矢内原忠雄、がん研究の権威であった吉田富三。

さしずめ勝海舟が最高顧問、議長は新渡戸稲造。そして私は書記をつとめます。もちろん、〝首尾よく〟天国にいらしたみなさんも、興味があれば、ぜひお茶汲みや聴衆の形で参加していただきたい。

討論のテーマは「生と死の意味」について。病気やがんに直面すると、目の前の苦しみから逃れることだけに意識が向きがちですが、むしろ生と死のことを大きくとらえたほうが、苦しみが和らぐのではないかと思っているからです。

レイチェル・カーソンはその著書『沈黙の春』で、「人間が今のままの生活を謳歌していたら、地球は必ず滅びる、地球環境を守るために立ち上がれ」と提唱しましたが、これは「がん哲学」にも当てはまります。

カーソンによれば、今、人類は「分かれ道」にいます。これまで人類がたどってきたのが「禍いと破滅」への道です。しかし今、私たち人間は、自分自身と、跡を受け継ぐ子どもたちのために、「別の道」として人間と地球を守る方策を立てなければいけない、とカーソンはこう語っています。

「私たちの住んでいる地球は自分たち人間だけのものではない――この考えから出発する新しい、夢豊かな、創造的な努力には、《自分たちの扱っている相手は、生命あるものなのだ》という認識が終始光り輝いている」

なぜこの言葉が「がん哲学外来」にも当てはまるのかといえば、現代社会は「がん」という病気を取り巻く状況と、それに伴う「死」についての考え方が未整備で、このままではがん患者の苦しみが一向に減らないと思うからです。

それをきちんと整理しておかないと、「がん」は怖がられ、疎(うと)まれるばかりで、いつまでたっても病気にきちんと立ち向かおうという意識が育たない。がんの治療技術は進んでいますが、心のあり方を含めた「がん学」や「がん教育」はまだ十分とは言えません。その面では、今後の行く末を左右する重大な岐路に今、さしかかっていると言えるのです。

死についても同様です。死もこれまでネガティブなもの、つらいものと考えられてきました。確かに、その通りです。しかし、死は誰もが避けられないものであれば、むしろ「死」をもっと積極的に考えて、死が私たちにもたらす意味を評価することも必要なのではないでしょうか。

それを象徴する言葉が二つあります。

ひとつは、勝海舟の「これでおしまい」。

もうひとつは、難病に苦しんだ末、18歳で旅立った内村鑑三の娘が遺したという「もういきます」です。

勝海舟の最期の言葉には、「この世での自分の使命が終わった。もういいだろう」という満足感、現世で精いっぱい生きたという安堵感が漂います。

一方、内村の娘の旅立ちの言葉は、「この地上の生活は一過性」という前提に立ち、「この地上での役目は終わったから、ようやく天国に行ける」という清々しさを感じさせます。この世界での使命を終えて天国に召され、別の世界でまた神につかえて生き直すという、新たな希望が見て取れます。

そこで天国カフェでは、このような人間の「生と死」を限りなく尊いものにするため、7人で議論を重ねたいと思います。その第一弾は「医療維新」、正確には「医療維新、いまだ来たらず」です。

現代は「医療の幕末」とも言える時代。幕末から明治にかけて時代が大きくうねったように、医療の世界にも今、〝黒船〟が訪れています。その結果、治療水準は確かに進歩し、時代の変革を予想させます。

しかし、何より大事な〝患者に寄り添う〟医療はまだまだで、巷では医療難民、がん難民が漂流し続けています。

現代医学の現状に飽き足らない人が「がん哲学外来」の門を叩くのです。そんな医療の世界に革命をもたらし、患者本位の医療を実現するにはどうすればよいのか……それが「医療維新」ということになります。そんなことを、天国でユーモアを交えながら、先人たちとカフェを開きたいというのが、私の希望です。

## 人生の価値は、最後の5年間の生き方で決まる

昔から私たちの理想は「無病息災」でした。でも残念ながら、軽重はともあれ、生涯、一度も病気にかからない人は少ないはずです。だから「無病息災」に代わって、最近は「一病息災」が一般的になりました。「一病」を意識すれば、自分の体に敏感になります。だから無茶をせず、体をいとおしむようになります。とくに年を取れば、「一病」を見つめる必要があります。病を抱えていても、病に負けなければいい

のです。

一病を意識すれば、人生を再点検する気が起こります。病気になったのは「天の警告」と考えれば、死を見据えた人生設計ができ、それこそ死を恐れずに済むようになるのではないでしょうか。

「がん哲学外来」は、そんな考え方で実践しています。

「哲学」というと、とても難しくて堅苦しいことのように思うかもしれませんが、本来「哲学」とは、自分の生き方を自分の頭で考えることに過ぎません。極端にいえば、自分の人生をどうすれば、よりよく生きられるかを考えること、それが哲学なのです。

しかし、普段から「人生をよりよく生きたい」と願っていても、日々の雑事に追われて、なかなか考え方の整理ができません。

しかし大病を患うと、否応なく、ふと立ち止まって自分の人生を考えるようになるでしょう。自分の人生が限られたものであることを実感します。そこで、残された時間をどう、悔いなく過ごすか――そんな哲学的なテーマに直面するのです。

がんが、自分を哲学者に変えてくれるといってもよいでしょう。病を得たのは不幸なことですが、その経験が残りの生き方を考え直すチャンスを与えてくれる、というわけです。

私は、「人生の価値は、最後の5年間をどう生きるかで決まる」と考えています。地位や財産はどうでもいい。命がなくなる瞬間までの時間を、どれだけ有意義に過ごしたかで、その人物の評価が決まるのではないでしょうか。

不幸にして、がんになってしまった人でも、最後まで生きる希望を捨てずにいた人がいました。病気が進む中で、最後の最後までボランティア活動にいそしみ、もっと困っている人の手助けをしてくれた人もいました。どちらも背筋がピンと張っていて、凛(りん)とした気高さを感じさせる生き方でした。

「私が亡くなった人のことを思い出して、彼は素晴らしい人だったなと感じるように、私の死後、『あいつはいい奴だったな』と思ってくれる人が、少しでもいてほしい。そうなりたいと願っています」という言葉が、胸に残っています。

私も今、いつか向かうべき天国でカフェを開くための、そんな機軸を確立させようとしているところです。

本書はそんな観点に立って、最後の瞬間まで気高くあるための生き方について、じっくり考えてみたいと思います。

吉田兼好の『徒然草』には、こんな一節があります。

「されば、人、死を憎まば、生を愛すべし。存命の喜び、日々に楽しまざらんや」

(死を恐れるのなら、今を大切に生きよう。今ある命の限りを尽くして生きる。それに勝る喜びがあろうか)

2017年　早春

樋野興夫

目次



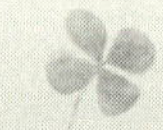

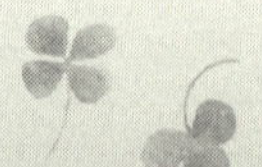

第3章

# 寄り添う心とは何か　151



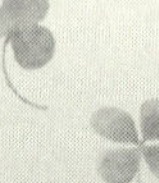

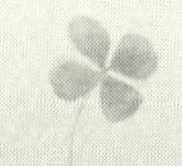

## 第4章 「がん哲学」は人間学である　193

むとんちゃく【無頓着】（ムトンジャクとも）
物事を気にかけないこと。平気なこと。

——『広辞苑』第六版より

# 第1章

# がんで死ぬのは怖くない！

## ——田中雅博住職との対談

## ●患者と医療者の隙間を埋める「がん哲学外来」

「人間の死亡率は100パーセント。どんな元気な人だって、120歳になると死にますよ」

そうお話しすると、今まで暗く沈んでいた患者が、一瞬ハッとした表情を見せてから、まるで憑物（つきもの）が落ちたように明るい表情に変わるのです。あるいは、肩を落とし、今にも倒れんばかりに俯（うつむ）いていた人が、ピンと背筋を伸ばし、真っ直ぐ前を向き、「しっかり病気と向き合う」という強い意思が宿ったかのように目を輝かせます。

2008年に「がん哲学外来」を始めて以来、私は大勢のがん患者やその家族の悩みに耳を傾けてきました。

そして、私が尊敬する人々、内村鑑三（うちむらかんぞう）、新渡戸稲造（にとべいなぞう）、新島襄（にいじまじょう）、南原繁（なんばらしげる）、矢内原忠雄（やないはらただお）、吉田富三（よしだとみぞう）ともう一人、勝海舟（かつかいしゅう）が残した至言の中から、患者との対話を通して、その人に最も適した言葉を選んで贈っているのです。それが、言葉の処方箋です。

私たちの日常は、死と隣り合わせです。災害や不慮の事故などで突然、命を奪われることもあります。

「一寸先は闇」という言葉があるように、どんなことが起こるのかわからないのが世の中です。それなのに、当たり前のように昨日今日明日と、命が、日常が、連綿と続いていくと錯覚しながら生きているのです。

ところが、がんになると、その当たり前だと思っていた前提が根本から覆されます。漠然と「いつかは死ぬ」と思っていたことが、急に現実となり、死への恐れや不安が大きな塊となって襲ってきます。

がんと闘うためには、肉体的な苦痛への対処ばかりではなく、死への恐怖や不安といった患者の心のケアも必要です。しかし、心のケアまでも医療者に求めることは、大勢の患者の治療で多忙な業務をこなしている彼らには酷なこと、時間的にも物理的にも不可能なのです。

私が「がん哲学外来」を始めた大きな理由は、そこにあります。

患者と医療者の隙間を埋める。かつて、新渡戸稲造が「われ、太平洋の橋とならん」と、日本とアメリカの懸け橋になろうとしたように、私は患者と医療者の懸け橋になろうと、「暇気（ひまげ）な風貌」を標榜し、「偉大なるお節介」を行（おこな）ってきました。

私は病理学が専門ですから、直接、患者を診ることはありません。

一方、がんの専門医として数々の末期がん患者を看取ってきた経験から、欧米のようにがんや難病で苦しむ患者の心のケアを行う〝スピリチュアル・ケアワーカー〟が必要だと提唱してきたのが、栃木県芳賀郡益子町にある西明寺（さいみょうじ）の田中雅博住職です。

田中住職は、２０１４年10月、ご自身の膵臓にがんが見つかりました。しかも、ステージⅣｂという、〝深刻ながん〟といわれる状態でした。

僧侶で医師、そして、ご本人が「深刻ながんである」と公表した田中住職に会うために、私は西明寺を訪れました。

西明寺は奈良時代の創建と伝わる古刹（こさつ）でした。また、坂東三十三観音第二十番札所として、巡礼者が後を絶たない霊場としても知られているそうです。凛とした空気が張りつめる荘厳な雰囲気の中、「がん患者の苦しみ」を救うためにはどうしたらいいのか、本音で語り合いました。

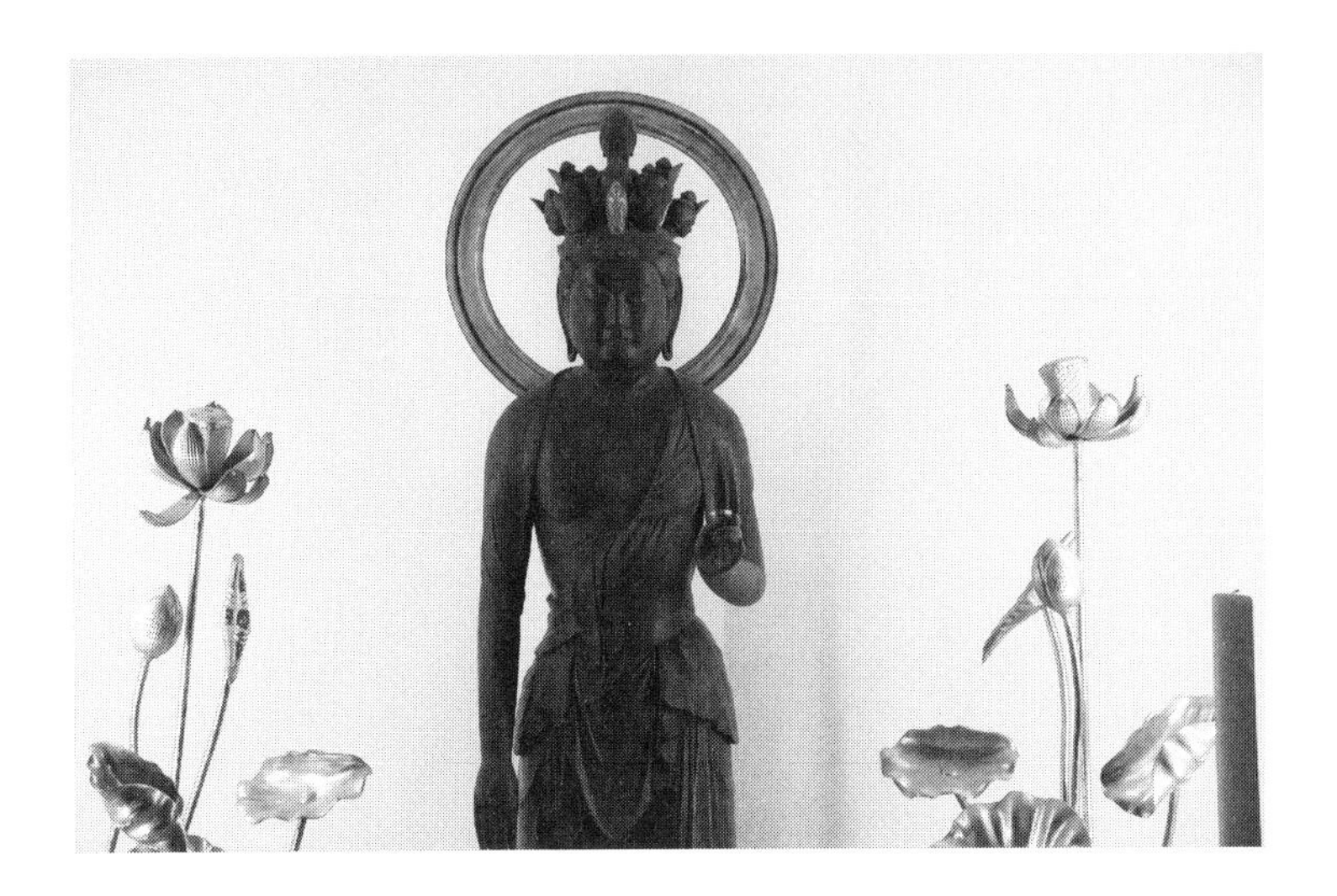

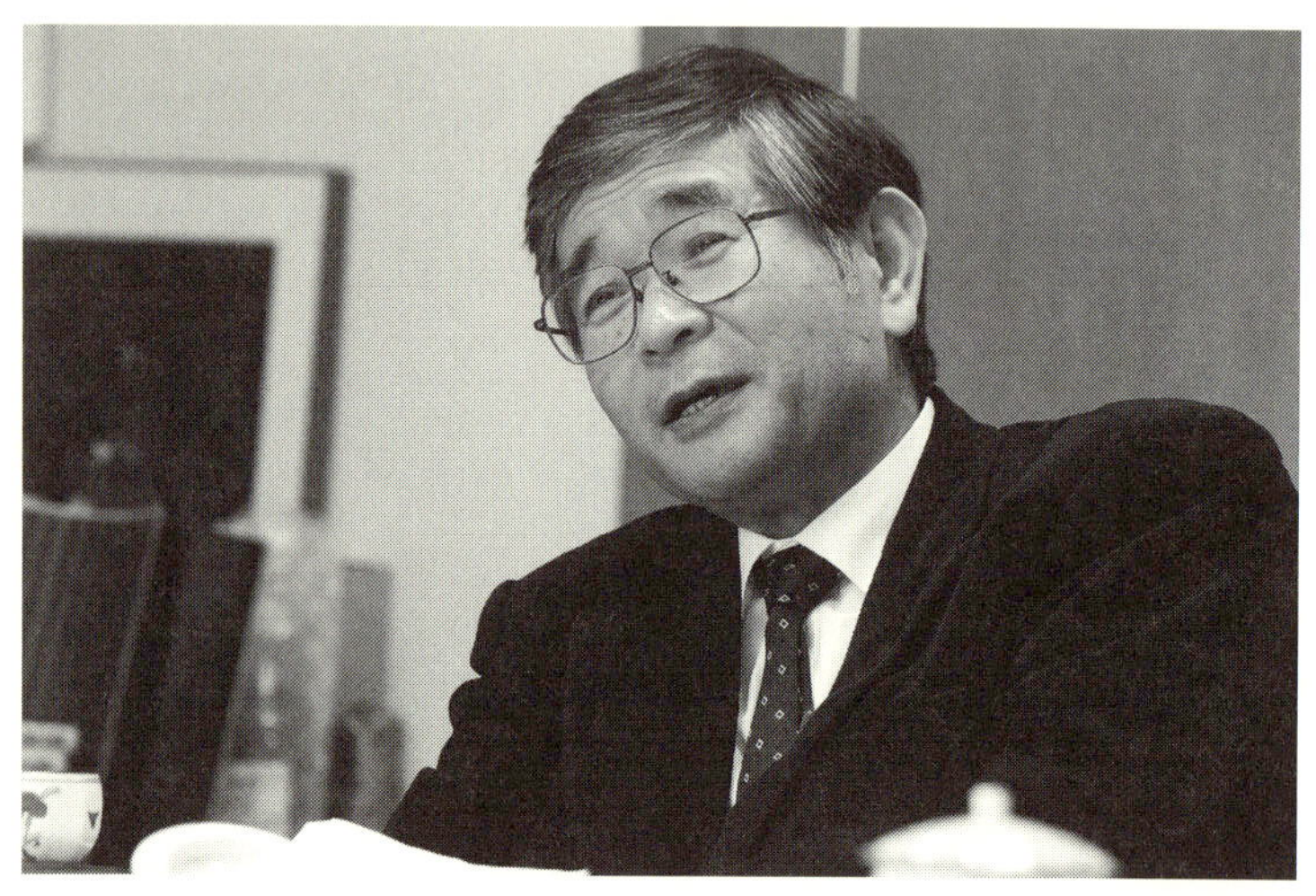

樋野興夫

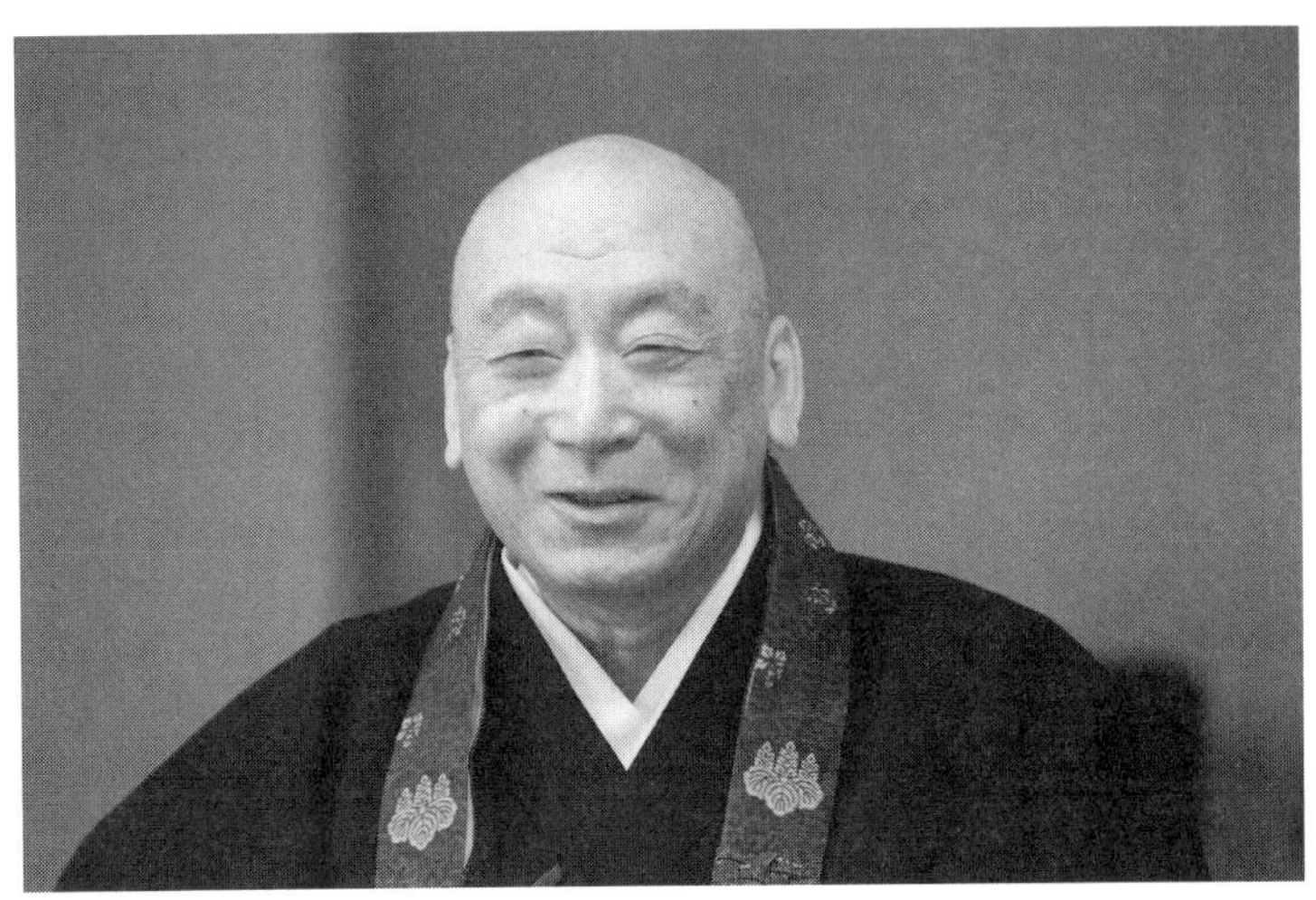

田中雅博

田中雅博（たなか・まさひろ）1946年栃木県生まれ。坂東三十三観音第二十番札所・西明寺住職。普門院診療所内科医師。1970年、東京慈恵会医科大学卒業。1971年、国立がんセンター研究所研究員、同病院内科医併任。翌年、同内分泌治療研究室長。1983年、父（西明寺住職）の死去によりがんセンターを退職し、大正大学仏教学部3年に編入。７年後に大学院博士課程満期退学ののち、西明寺住職に就任。1990年、西明寺境内に医療施設や老人福祉医療施設などを建設し、地域医療や地域福祉にも力を入れている。2014年に膵臓がんの末期と診断されながらも、ライフワークの「生と死に向き合い死の苦痛を和らげる活動」を行っている。著書に『般若心経の秘密』（電気情報社）、『仏教と医療の再結合・スピリチュアルケア』（阿吽社）、『いのちの苦しみは消える』（小学館）などがある。

## 半年の命が手術で1年に延びた！

**樋野**　ご体調はいかがですか。

**田中**　本来なら今頃は、この世にいないはずだったのですが（笑）、幸いなことに抗がん剤治療が功を奏し、まだ生きながらえています。

**樋野**　膵臓がんだそうですね。

**田中**　無症状でしたが、検査をしたらステージⅣｂでした。膵臓がんのⅣｂ期は、生存期間中の中央値は6カ月です。しかも、進行した膵臓がんでは手術してもかなりの確率で再発することが多く、切除不能なことも多いのです。幸いなことに私の場合、肝臓への明らかな転移が認められなかったことから、手術可能と診断されました。手術した場合の生存期間の中央値は1年。「半年が1年に延びるなら」と、可能であれば長く生きていたいという思いもあって、手術を受けることにしました。

**樋野**　膵臓は体の深部にあるうえに、胃や十二指腸、肝臓、胆のう、脾臓(ひぞう)などに囲まれているため、がんを早期に発見するのが難しい臓器ですね。

**田中**　しかも、膵臓がんは、消化器系のがんの中で最も予後が悪い。早い段階でリンパ節や他の臓器に遠隔転移しやすいからです。実際には手術で切除できたとしても再発しやすく、がんが治った目安といわれている「5年生存率」は、早期のステージⅠでも57パーセント、ステージⅣbの病期ではわずか3パーセントに過ぎません。

つまり、私が5年後に生きている確率は3パーセントしかないことを意味しています。

日本人に多い胃や大腸がんの場合、早期なら今日では9割以上が治ります。

ところが、膵臓がんは初期にはほとんど自覚症状がないうえに、がんの進行が早いために、早期発見が非常に難しいのです。その結果、最新の統計では、肺、胃、大腸についで4番目に死亡数の多いがんになっています。

**樋野**　再発を防ぐための抗がん剤治療は行ったのですか。

**田中**　術後の回復が遅れて、食事が摂れるようになるまで2カ月入院したのですが、退院してから、術後補助療法として「ＴＳ－１」という抗がん剤を6カ月間服用しました。ところが、その抗がん剤は私には有効ではなく、手術を受けてから8カ月後に、肝転移という形で再発してしまいました。

**樋野**　懸念していたことが現実になったのですね。現在はどうしているのですか。

**田中**　アブラキサンとジェムザールという2種類の抗がん剤を併用する治療を受けていましたが、２０１５年12月の検査で、肝臓に再発したがんが大きくなっていたので、現在はフォルフィリノックスという組み合わせの抗がん剤治療を受けています。もう、私の命は残り少ないと覚悟しています。

## スピリチュアル・ケアの必要性を痛感

**樋野**　田中先生は、西明寺のご住職になる前は、国立がんセンター（現・国立がん研究センター中央病院）の内科医だったそうですね。

**田中**　がんの研究がしたいと思ったのですが、実際にがんセンターに入ると内科医との併任でした。私が医師としてがんセンターで働き始めたのが１９７１年で、がんが日本人の死因のトップになるのは１９８１年ですから、その10年前になります。

**樋野**　当時、がんは不治の病として恐れられていたこともあって、患者にはがんを告知しない時代でしたね。

**田中**　１９８３年に、先代住職であった父が急逝して退職するまでの13年間、私は内科医として患者の治療を担当しました。当時でも早期なら、手術でがんを取り除けば治る人もいましたから、外科医は、患者の命を救うことができました。ところが、内科医の場合は、ほとんどは治癒が難しい進行がんの患者を担当します。はからずも私は治らない病気の患者だけを診る医師になっていたのです。その体験から、「自分の命がなくなるという苦しみ」から患者を救うためのスピリチュアル・ケアの必要性を痛感し、スピリチュアル・ケアワーカーの導入を30年ほど前から多方面に訴えてきました。

**樋野**　スピリチュアルというと、日本人にはわかりにくいかもしれませんね。もともとはラテン語のspiritusに由来するキリスト教用語で、宗教的・精神的な様子を表し、日本では「霊的な」とか「魂」などと訳されているようです。

**田中**　スピリチュアルを端的に表す現代の日本語はないですね。そこで、最近は「いのち」という言葉が使われるようになってきました。スピリチュアル・ペインは「いのちの苦しみ」、スピリチュアル・ケアは、「いのちのケア」といった具合です。救命医療の「命」と区別するために、「いのち」とひらがなで表記します。そのほうが、柔らかい感じがして、一般の人に受け入れやすいのではないかと思っています。

**樋野**　なるほど。「いのちの苦しみ」「いのちのケア」のほうが、日本人にはわかりやすいですね。

**田中**　これらの言葉が普及して、日本の医療現場でもスピリチュアル・ケアワーカーの導入が進むことを期待しています。

## 父の急逝で迎えた人生のターニングポイント

**樋野**　西明寺は奈良時代の創建と聞きました。たいへん由緒のあるお寺のようですが、ご住職はこのお寺でお生まれになったのですか。

**田中**　そうです。子どものときから住職になるのが当たり前だと思って育ちましたが、中学生の頃、「住職になるには、何を勉強したらいいのか」と、父に尋ねました。すると、「仏教以外の何でもいいから勉強しておいて、一人前になった後で大学に入り直して、仏教の勉強をすればいい」と言われました。それならば、物理を勉強したい。そのためには研究設備の整ったアメリカに留学したいと漠然と考えていました。

**樋野**　そうだったのですか。私は島根県の鵜峠（うど）という小さな漁村集落に生まれました。そこは無医村でした。ある日、熱を出した私を背負って、診療所のある隣の村まで暗い夜道を不安な足取りで歩く母の背中で、「将来、医師になろう」と決心したんですよ。私が3歳のときでした。ご住職はいつ医師になろうと思ったのですか。

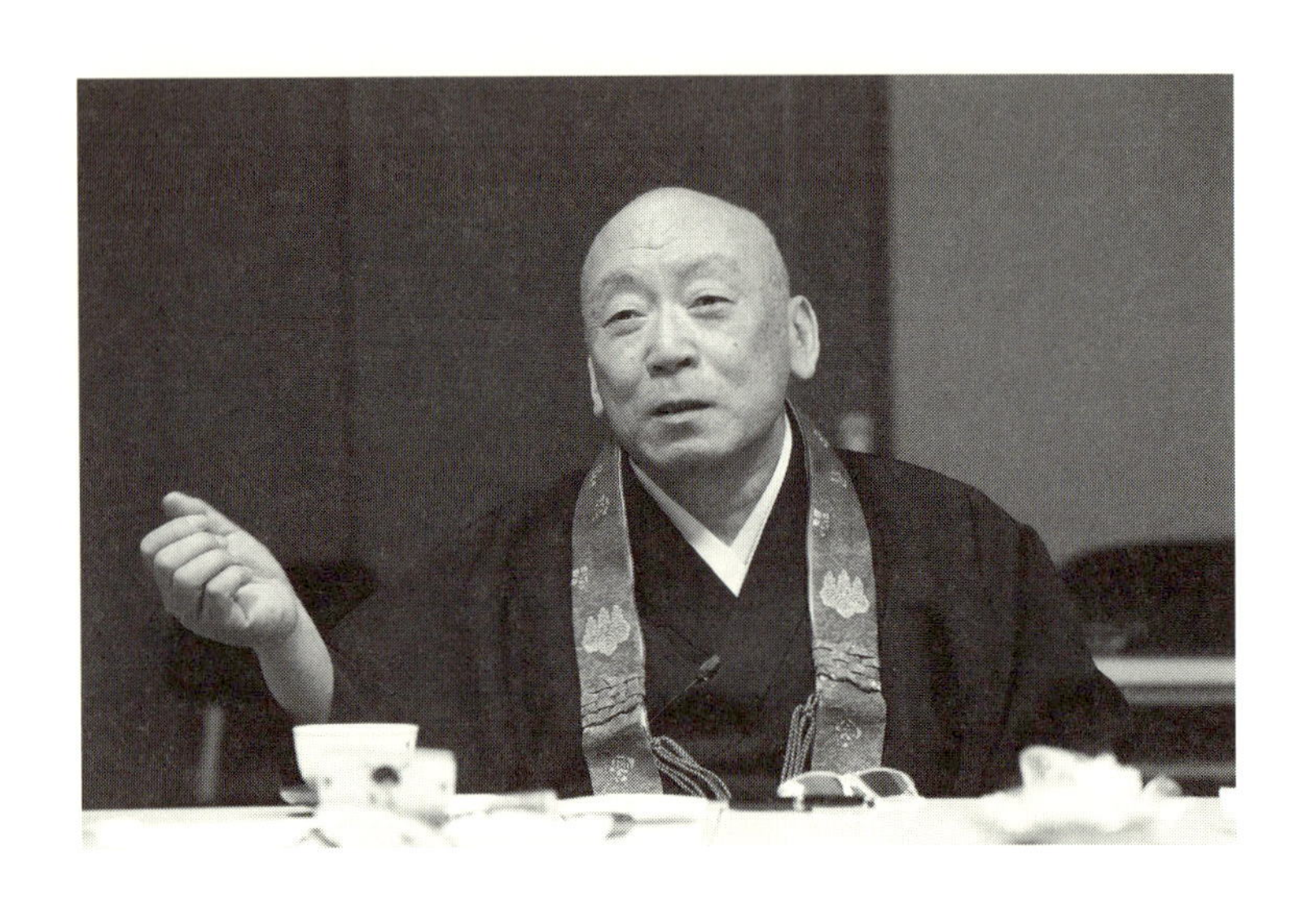

**田中**　高校3年の卒業間際でしたね。明日が入学願書受付の締め切りという日に、父が記入済みの願書を持ってきて、「これを出しておくから医学部へ行け」と。私自身は医師になるつもりはなかったので、かなり抵抗しましたが、父に半ば強引に勧められたこともあって、東京慈恵会医科大学に進学しました。

**樋野**　その先代のご住職は、急逝なさったそうですね。

**田中**　父が元気なうちは医師として働き、亡くなったらお寺を継ごうと考えていました。その父が60歳の若さで、心筋梗塞で亡くなってしまいました。私が37歳のときでした。

**樋野**　それで、跡を継いでご住職になったのですか？

**田中**　得度(とくど)（出家）はしておりましたが、仏教の知識はそれほどありませんでした。一人前の医師になったかどうかはわかりませんが、父の言葉通り、がんセンターを辞めて大学に入り直し、7年にわたって仏教の勉強をさせてもらいました。医学と仏教を学ぶという、なかなかできないことをさせてもらったことに感謝しています。今になって、父親が「医学部へ行け、医師になれ」といった意味がよくわかります。仏教は元来、「いのちの苦しみ」から人々を救うための宗教です。そのために「いのちの苦」の現場がどういうものか、実際に病気に苦しむ人々の姿を私の心に焼きつけさせたかったのではないかと思いますね。

## 歴史的に僧侶は医療の役割を担っていた

**樋野**　ご住職のように僧侶と医師の〝二足の草鞋（わらじ）〟は、珍しいのではないですか。

**田中**　歴史的にみると、珍しいことではないですね。もともと日本では、医療や病院の役割を担っていたのはお寺だったのです。

仏教が伝来した奈良時代以降、平安、鎌倉、室町時代までは僧侶が医師として、薬草の知識を活かして治療も行っていました。仏教が生まれたインドでは、紀元前から僧侶が治療していました。時代を経るに従って、宗教と医療が分業するようになりました。そして、明治維新の「廃仏毀釈（はいぶつきしゃく）」運動によって、お寺や僧侶の社会参加が制限されました。その一方で江戸時代につくられた檀家制度が根付いていたために、〝葬式仏教〟と呼ばれる非常に変な仏教ができてしまったのです。本来の僧侶の仕事は、お葬式を行うことではなかったのですが……。

**樋野**　そうすると、仏教の真の役割とは何だったのでしょう。

**田中**　苦しんでいる人を救うことです。お釈迦さまは、私たち人間には逃れることができない四つの苦しみを説いています。それが、「生老病死（しょうろうびょうし）」というわけです。ただし、仏教でいう「苦」とは、「苦しい」「苦しむ」といった意味ではなく、「思い通りにならない」という意味です。

**樋野**　人間の生き死にや病気、老いなどは自分ではどうしようもない。それを自分でコントロールしようと思うから、苦しくなるのですね。私自身は、努力しても自分の力ではどうしようもないことには、〝無頓着〟でいようと思っています。勝海舟の言葉じゃないですけど、一喜一憂するのではなく、「どうせなるようにしかならないよ」と大きく構えていたほうがいい。
ところで、田中さんが宗教と医学について考えるようになったのは、やはり仏教の大学に入ってからのことでしたか。

**田中**　絶妙のタイミングでした。偶然私が、がんセンターを退職した年に、「医療と宗教を考える会」が創設されました。初代会長が、阿部野竜正（あべのりゅうしょう）さんでした。彼は全日本仏教会会長であり、高野山真言宗管長であり、昭和大学医学部の客員教授。副会長が、いち早く患者本位の医療を掲げた浅草寺病院院長の大森亮雅（おおもりりょうが）さんでした。おふたりとも僧侶で医師という、いわば私の大先輩でした。

**樋野**　錚々（そうそう）たるメンバーですね。

**田中**　その会に参加させてもらうようになり、いわゆる人文系の人たちとのつき合いが始まりました。これは私にとって人生の転機となりました。
その後、仏教の理念のもと、人々の不安や苦悩を軽減する活動を行うために、宗派の垣根を越えて集まった約150名の有志僧侶でつくった組織に、「仏教情報センター」

があります。そこでは、さまざまな宗派の僧侶が、電話相談を行っていました。そのセンターで「ホスピス研究会」ができ、その会員と国立がんセンター関連の発起人十数名により、「仏教ホスピスの会」がつくられました。そのホスピスの会が１９８７年より毎月第２土曜日の午後、築地本願寺で「がん患者・家族語らいの集い」を行ってきました。私も世話人として参加し、がん患者の悩みに耳を傾けてきたのです。

## 〝死の苦しみ〟は人類共通の悩み

**樋野**　私が「がん哲学外来」を始めたのが、２００８年のことですから、ご住職はその前から、がん患者の悩みに耳を傾けてこられたのですね。

**田中**　樋野先生の「がん哲学外来」や「メディカル・カフェ」もスピリチュアル・ケアと考えていいのでしょうか。

**樋野**　スピリチュアル・ケアとは違うかもしれませんね。「がん哲学外来」は、私とがん患者が対話する場です。一方、「メディカル・カフェ」は、がん患者も医療者も、診察をする人と受ける人の違いはありますが、対等におしゃべりをする場という違いがあります。

**田中**　実は、ずっと緩和ケアに携わってこられた、「仏教ホスピスの会」二代目会長でもあった種村健二朗（たねむらけんじろう）先生から、「スピリチュアリティとは何だと考えていますか」と訊かれたことがありました。スピリチュアル・ペインとかスピリチュアル・ケアという言葉をよく使いますが、そもそも「スピリチュアリティとは何か」と問われたのは初めてで、改めてその意味を考えてみました。私は、「自分の命を超えた価値があったら、それがその人の宗教であり、自分の命と宗教、このふたつがスピリチュアリティではないか」と答えました。

**樋野**　確かに、スピリチュアリティという言葉は日本人には馴染みがないので、わかりにくいかもしれませんね。ただ、自分の命より大切なものがあると、人間は救われますね。

**田中**　はい、自分の命を超えた価値ということで、私はソクラテスを思い出します。

**樋野**　ソクラテスは「悪法もまた法なり」といって、市民裁判の死刑判決に従って毒杯を仰いで死んでいますね。

**田中**　ソクラテスは、無実の罪で処刑されました。しかし自説を撤回し、謝罪をすれば死刑にならずに済んだはずなのです。死刑を言い渡された後も、ソクラテスには賛同者が多くいて、牢屋から逃げることも可能だったそうです。それにもかかわらず彼は逃げようとはせず、自説を曲げることなく毒を飲んで死んでいきました。ソクラテスにとって自分の命より価値あるものが、自身の哲学だったのです。

ソクラテスが死を前に、「心配しなくていい。私は死ぬのが楽しみだ」と、次のような言葉を残しています。

「死ぬということは深い眠りから覚めないようだ。もしくは、覚めるとしたら、この世に覚めた人はいないから、どこか別世界に目覚める。もし別世界に目覚めるのなら、それもまた素晴らしい。先に死んだあの哲学者と、あの芸術家と話ができるかもしれない。二度と目覚めない深い眠りだったら、これほどいいことはない。ぐっすり眠れた晩ほど幸せなことはないのだから。目覚めるか、目覚めないか、どっちにしても幸せなのだから、無罪に投票してくれたみなさんは、心配してくれなくてもいいですよ」

**樋野**　宗教改革を行ったドイツのマルティン・ルターは、「たとえ明日、地球が滅びようとも、私はリンゴの木を植える」と言ったと伝えられています。当時、カソリックに背くことは、死を覚悟しないとできることではない。まさに命がけの改革だったわけです。

**田中**　自分の命より価値のあるもの、それがその人の宗教であり、スピリチュアリティなのだと思いますね。

**樋野**　そう考えると、キリスト教や仏教といった宗教、西洋や東洋といった文化の違いを超えた存在が、スピリチュアリティですね。

**田中**　私たち日本人も、自分の命より価値あるもの、つまり、スピリチュアリティについて考えるべき時代が来たのではないでしょうか。

## 〝死の質〟が問われる時代がやって来る

**樋野**　日本は急激に高齢化が進み、がんになる人も増えています。今や2人に1人ががんになり、3人に1人ががんで死ぬ時代です。一方、進行がんも含めたがんの治癒率が6割を超え、がんで亡くなる人は減少傾向にあります。

医療の進歩は目覚ましいものがありますから、がんとの共存が可能となりつつあります。近い将来には、がんにはなっても寿命をまっとうして死ねる〝天寿（てんじゅ）がん〟という考え方が世の中に受け入れられるようになる。

その一方で、日本はさらに高齢化が進み、2030年には65歳以上の高齢者が占める割合が、3割を超えるといわれています。超高齢社会では、がんはもちろん、認知症になる人も増えます。私自身は、「がんで死ぬか、認知症で死ぬか」という時代がやって来ると思っています。そうなると、死の質、つまり、QOD（クォリティ・オブ・デス）が問われる時代になると思います。

**田中**　QODという言葉があるのですね。今日、初めて知りました。

今、がん治療の現場では、ＱＯＬ（クオリティ・オブ・ライフ／生存の質）が重視されるようになってきました。がんが治っても、後遺症に苦しむ人も少なくありません。かつてはがんの手術の場合、再発を防ぐために、リンパ節も含めてできるだけ大きく切除する、いわゆる拡大手術が行われていました。そうすると、日常生活に著しい支障が出て、ＱＯＬが低下してしまうことも多かったのです。しかしその後、いろいろなデータが集まってきまして、患部を大きくえぐり取った場合（拡大手術）と、できるだけ小さく患部を切除する縮小手術のその後の生存率を比較した場合、ほとんど差がないということがわかって、現在は縮小手術が主流となっています。

**樋野**　手術自体も、開腹手術ではなく、体への負担が少ない内視鏡や腹腔鏡手術が現在では一般的となり、入院期間もかなり短くなっていますね。

**田中**　日本のがん治療は世界トップクラスだと思います。ただ、遅れている分野があるとするなら、終末期の医療です。

**樋野**　いわゆるターミナルケアですね。

**田中**　がん患者の痛みを取る緩和ケアの重要性を説いたのが、ホスピス運動の創始者として有名なシシリー・ソンダースというイギリス人の女性医師です。

１９５０年代までは、医療用といえども、モルヒネなどの鎮痛剤は中毒になるといって、末期のがん患者でもあまり使われていませんでした。ところが彼女は、できるだけ血中濃度を一定に保つようにしながらモルヒネを与えることで、意識もはっきりした状態で身体的痛みを抑えられることを示しました。さらに全人的（身体的、情緒的、社会的およびスピリチュアルな）ケアの必要性を提唱し、また豊富な実例を示すことで、緩和ケアの大切さを世の中に知らしめました。そして今日(こんにち)では、ＷＨＯ（世界保健機関）によって、次のように緩和ケアが定義されるようになりました。

「生命を脅かす疾患による問題に直面している患者とその家族に対して、痛みやその他の身体的問題、心理社会的問題、スピリチュアルな問題を早期に発見し、的確なアセスメントと対処（治療・処置）を行うことによって、苦しみを予防し、和らげることで、クオリティ・オブ・ライフ（ＱＯＬ）を改善するアプローチ（方便）である」

**樋野**　末期のがん患者には、キュア（cure）よりケア（care）が大事ですね。つまり、

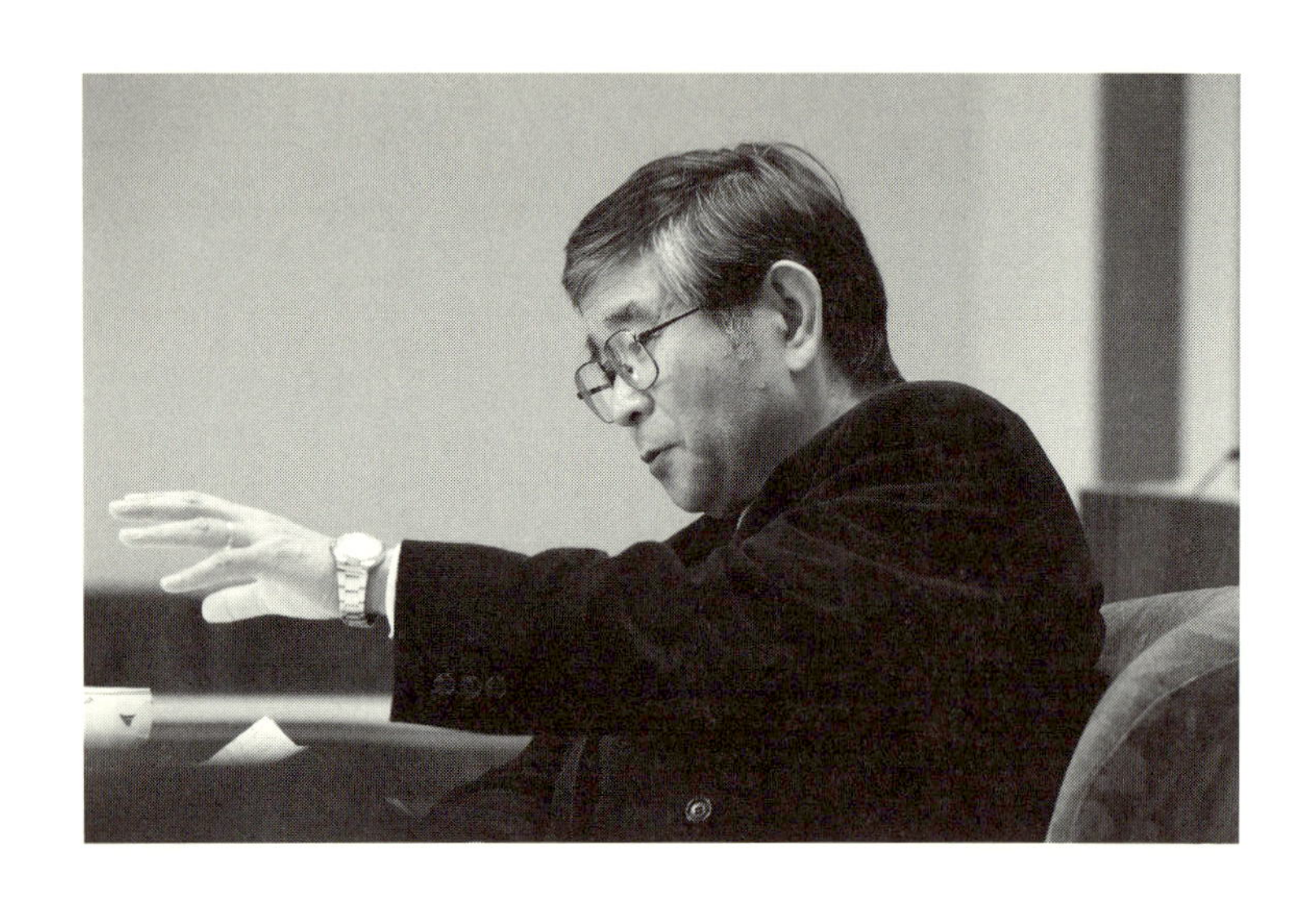

治療より看護のほうが必要とされるというわけです。

**田中**　現代医療では、確かに緩和ケアによって末期のがん患者の身体的な痛みをコントロールすることが可能になりました。しかし日本では、人間としての根源的な死への恐怖や不安を受け取められるような「いのちのケア」ができていません。医療者以外で一番適役だと思うのが、仏教やキリスト教などの宗教家です。患者の悩みや不安に耳を傾け、話を傾聴することが必要だと痛感しています。

**樋野**　欧米には「デス・カフェ（Death Cafe）」と呼ばれる、死について語り合うカフェがあります。スイスの社会学者が、妻を亡くしたことがきっかけで、死について軽やかに話す会を開いたのが発端といわれています。それがイギリスにも伝わり、「デス・カフェ」のやり方をウェブサイトで公開したことで、世界中に広がったそうです。そのカフェのスタイルは、〝eat cake, drink tea and discuss death〟というように、ケーキを食べ、お茶を飲み、死について語り合うというものです。

私が提唱している「メディカル・カフェ」もお茶を飲みながら、医療者と患者が対等におしゃべりするという点では似ていますが、死について語り合うという点で「メディカル・カフェ」を超えています。日本人は死を忌むべきものとしてきた歴史があります。しかも、近年は病院で死ぬ人が増えたこともあって、いつの間にか死をタブー視するようになってきました。

**田中**　確かに、私が子どもの頃は自宅で死を迎えるのが当たり前でした。それが、日本が豊かになるとともに、死が日常生活から切り離されて病院に移っていきました。ところが、ここにきてまた、大きく変わってきました。自分が住みなれた我が家で死を迎えたいという人が増えています。

## 死にゆく人の尊厳

**樋野**　具体的に「いのちのケア」とは、どういうことを行うのですか。

**田中**　ＥＢＭ（Evidence-based Medicine：根拠にもとづく医療）とＮＢＭ（Narrative-based Medicine：物語にもとづく医療）という言葉があります。ＥＢＭは最近の医療で重視されている診療理念で、臨床研究によって統計学的に有効と認められた医療を提供することです。

これに対してNBMは、一言で言うなら患者の「語り」を傾聴（けいちょう）し、全人的な治療を行うことです。本人が病気についてどのように考えているのか。そして本人の人生をどう思っているのかといった、本人が語る「人生の物語」から、医療従事者は病気の背景や人間関係を理解し、患者の抱えている問題にまで深く関わって治療していくというものです。

**樋野**　なるほど。物語にもとづく治療というわけですね。ただ、全人的な治療を行うのは、医師には荷が重いですね。

**田中**　先のシシリー・ソンダースは、「死にゆく人の尊厳」と言っていますが、緩和ケアの最も大事なところは、「死にゆく人が自分の人生に価値を見出すこと」です。スピリチュアル・ケアワーカーは、そのお手伝いをするわけです。そのために、本人の言葉を傾聴するのです。

**樋野**　傾聴は、誰でもできることではありませんね。

**田中**　ひとりの人間が歩んできた人生に耳を傾けるわけですから、長いストーリーになります。しかも、患者は高齢者が多く、職業は千差万別です。つまりスピリチュアル・ケアワーカーには、幅広い教養が必要です。私は、人生の物語を創造するうえで、参考になるのは古典だと思っています。古典は、歴史という長い時間をかけて、多くの人々によって選ばれた物語です。古典を学んでいかに生きるかを問うことを人文学（ヒューマニズム）といいます。ですから、文学、哲学、宗教学など、あらゆる古典に通じた人が一番、物語を聴く人としては適任だと思います。

**樋野**　古典を学ぶことは教養を身に付けることですし、品性をつくるうえでも大切ですからね。

**田中**　欧米ではスピリチュアル・ケアワーカーがいなければ、病院の設立許可が下りない国がたくさんあります。たとえば、イタリアでは１００ベッド当たり１人を配置するように法律で義務付けられているほどです。

**樋野**　スピリチュアル・ケアワーカーになるのはどうすればいいのですか。

**田中**　カソリックの総本山であるバチカンには、優れた育成システムがあります。哲学2年、神学4年、さらに医療2年の計8年間勉強してはじめて、スピリチュアル・ケアワーカーの資格が取得できるのです。カソリックの病院は、世界に10万カ所以上ありますから、そうした病院に配属され、がんや難病などで苦しむ人々のスピリチュアル・ケアを行っているのです。

**樋野**　日本の医学部は6年ですから、それより2年も長いことになりますね。

**田中**　日本でも人文系の大学で哲学とか宗教学の博士課程を修了したような人が、各医療機関でスピリチュアル・ケアワーカーとして働くというのが理想的です。

**樋野**　日本でもそのような人材を育成する計画があるのですか。

**田中**　日本ではまず、臨床仏教師の資格認定が2015年から行われています。全国青少年教化協議会の臨床仏教研究所が行っているもので、2年間で147時間に及ぶ養成課程で、初年度は95人の応募者中6人が認定されました。

さらに、臨床宗教師という資格があります。これらは、2011年の東日本大震災がきっかけとなり、機運が高まってきたものです。あのときの震災で最も被害が多かった宮城県では、約1万人が亡くなっています。そこで、宮城県宗教法人連絡協議会が中心となって「心の相談室」が設置され、仏教やキリスト教など多くの宗教家が遺族のケアや相談にあたってきました。それが母体となり、2012年に東北大学文学研究科実践宗教学寄附講座で臨床宗教師の養成講座がはじまりました。

その後、臨床宗教師を養成する講座が龍谷大学や高野山大学など各地の大学に広がり、現在、修了生が150名を超えました。

そして2016年には、資格認定を目指す日本臨床宗教会が発足しました。初代会長は、宗教学者で上智大学グリーフケア研究所所長の島薗進(しまぞのすすむ)教授です。事務局を東北大学実践宗教学寄附講座に置くことになりました。

**樋野**　なるほど。そういう経緯があったのですね。今後が楽しみですね。

田中　以前の私は、医学というデータを重視するサイエンスの世界にいましたから、人間の身体や心の科学的側面については学びました。しかし、人文学的側面、つまり人間の心や生き方については、全くの素人だったわけです。医師免許を取るためにサイエンスの知識は必要ですが、人文学の勉強は必要ないのです。
日本の多くの医師は、確かにサイエンスには強いかもしれませんが、ヒューマニズムには疎い（うと）ということをがんセンター時代に感じました。日本の医療現場に人文系の人がいないというのは、非常に欠陥だということを若い頃から思っていました。それで、樋野先生ががんと哲学という、いわばサイエンスとヒューマニズムを結びつけられた「がん哲学外来」を始められて、とても興味を持っていました。

## がん細胞に起こることは、人間社会にも起こる

樋野　ありがとうございます。仰る通り、「がん哲学外来」とは、生物学と人間学を結びつけたものです。「がん細胞に起こることは、人間社会にも起こり得る」と言ったのは、がん学を哲学的観点から説いた、東大教授や癌研所長を務めた病理学者の吉田富三（よしだとみぞう）先生です。その考え方がベースですから、がん哲学は「人間学」でもあるのです。

私は忙しい臨床医ではなく、〝暇〟な病理学者だからこそ、「がん哲学外来」ができたと思っています。30分でも1時間でも、じっくり患者やその家族と、お茶を飲みながら対話するというのは、忙しい臨床医にはできないでしょう。

**田中**　確かに臨床医より病理学者のほうが、時間的には余裕があるようですね。

**樋野**　私は若い頃はがん研にいて、もっぱら遺体の解剖をしていました。普通の人は、生きた人間としかつき合わないでしょう。それは、〝生〟の側からしか人間を見ていないということ。ところが、私は遺体が相手ですから、普通の人とは反対に〝死〟の側から人間を見ていることになります。

**田中**　仏教はいつの間にか葬式仏教などといわれ、死んだ人だけを相手にする宗教のように思われていますが、元来、苦しんでいる人を救うための、生きた人を相手にする宗教なんですよ。でも、死の側から人間を見るというのは面白い発想です。

**樋野**　年を取った人の解剖をすると、「この人の人生の目的は何であったのか」と問うことができます。ところが、ときには生後2時間ぐらいで亡くなった赤ちゃんの解剖をすることもあります。そんな赤ちゃんに、「何のためにこの世に生まれてきたか」と、人生の目的は問えないでしょう。

だから、その人がどんな人生を歩み、どんな環境で生きてきたかという、境遇を問うてはいけないと思うようになりました。むしろ、どんな境遇にもかかわらず、人には役割と使命があると思っています。そういう気づきが、「がん哲学外来」の基本的な精神になっています。

**田中**　がん患者にも役割と使命があるということですね。

**樋野**　たとえば明日をも知れぬ命の人の中から、「自分は明日死んでも、今日、この花に水をやる」という人も出てきます。末期でほとんどベッドから起き上がれないような状態の人でも、ベッドサイドに座ってお話をしていると、笑顔がこぼれます。そんなとき、私は人間の尊厳に触れることができたと感動を新たにします。

「歯を食いしばって人を褒める」という言葉がありますが、自分が苦しいときほど、人のために何かをやってあげるという気持ちがあると、心が楽になります。私は、人生に何を求めるかではなく、何を残して人生を去っていくかが大事と思っています。

**田中**　なるほど。去っていく者として、何を残せるかですね。ところで、「がん哲学外来」にやって来られるがん患者や、そのご家族の悩みには、どんなものがありますか。

**樋野**　これまで3000人ぐらいの人と、「がん哲学外来」をやってきました。いろいろな悩みがあると感じさせられました。イギリスやアメリカといった欧米の人とも「がん哲学外来」をやったことがありますが、日本人の悩みとは多少違いますね。

**田中**　欧米人と日本人では、どんな違いがあるのでしょう。

**樋野**　欧米人の場合、治療法や死への不安といった悩みが多いですね。一方、日本人はそうした悩みよりも、人間関係の悩みが多いと感じています。家族との人間関係、職場の人間関係です。とくに夫ががんになると「妻の余計なお節介」に、逆に、妻の場合は「夫の心の冷たさ」に悩んでいます。職場の人間関係では、エリート街道を歩んでいた人が、がんになったとたん、窓際に追いやられてしまう。自分は要らない人間になってしまったのではないかという寂しさや、孤独感に悩まされるようです。

**田中**　日本人は調和を大切にする民族ですから、人間関係の悩みというのは日本文化の特殊性かもしれませんね。

**樋野**　その特殊性を解消していくのが、私も含めた日本人の務めじゃないかと思っています。患者は確かにがんという病になっていますが、心まではがんに侵されてはいません。私は、よく「病気であって病人じゃない」と言っていますが、がんになったからといって職を失うような社会であってはいけないですし、どんな病気も単なる個性であるという社会をつくっていく必要があると思っています。

## 日本には〝寄付文化〟が根付いていない

**田中**　樋野先生のお話をお聞きして、私たちが進めている臨床宗教師と共通点が多いと感じました。ただ、「いのちのケア」を行う人材が医療現場で活躍するためには、クリアしなければならない大きな問題があります。一言で言えば「お金の問題」です。

**樋野**　「いのちのケア」に対する報酬を誰が負担するかということですね。

**田中**　医療費が膨大に膨れ上がって、日本の財政を圧迫しています。そこで国は、医療費の抑制を打ち出しています。現状では、「いのちのケア」は、診療報酬としてなかなか認められないと思います。では、どうするかといったら、欧米のように病院や寺院などに集まった寄付の中から、報酬を支払うのがいいのではないかと思います。

**樋野**　問題は、日本の社会では寄付文化が根付いていないことですね。

**田中**　現在でも、医療費がどんどん抑えられている方向に行っており、そのしわ寄せは病院の職員に及んでいます。日本の病院は、少ない職員および医師の過重労働によって支えられているといっても過言ではありません。医師は36時間労働が当たり前の世界で、昼も夜も休日もないという過酷な状況です。

実は、私も病気になるまでは、食事する時間も寝る時間もままならないような生活を送っていました。ですから、職員をしっかり雇えるだけの医療報酬がないと、日本の医療現場は良くならないと思います。

**樋野**　理想だけでは長続きしませんから、財政的な裏付けは必要ですね。

**田中**　欧米では、緩和ケアを行っているホスピスなどは、寄付で成り立っているところがたくさんあります。そうした国々では、寄付金には課税されない仕組みになっています。それもあって、寄付行為が浸透しているのです。

**樋野**　もともと寄付というのは、みんなで少しずつお金を出し合って、困っている人々を助けるという宗教的な発想からきています。ですから、病院への寄付で「いのちのケア」への報酬を賄うというのはいい考えです。

**田中**　貧困者のために無料医療相談をやっているグループがあります。そういう慈善団体にもなかなか寄付が集まらないという厳しい面がありますが、今後、徐々に臨床宗教師の活躍によって、その認知度が高まり、臨床宗教師がいるから病院を選ぶという時代が来ることを願っています。

## サイエンスとヒューマニズムのバランスが大切

**樋野**　スピリチュアル・ケアワーカーとは、具体的にどういうことを学んでいくのですか。

**田中**　わかりやすく言うと、患者ひとりひとりの人生を学ばせてもらうということです。もともと日本の仏教でも、さまざまな修行の中で、看病が重要な修行の一環であるとされてきました。僧侶になるには、仏教の知識はもちろん、医学や天文学、土木といった幅広い知識を身につける必要がありました。実際に、弘法大師として有名な空海上人は、ダムをつくったりしています。四国の香川県にある満濃池（まんのういけ）は、その弘法大師がつくった日本最大の灌漑用ため池です。

**樋野**　仏教はある意味、最先端のサイエンスであり、ヒューマニズムでもあったのですね。

**田中**　先ほども言いましたが、「死の苦しみ」から人々を救うことが仏教の最大の目的です。その教えを説いた短い経典が、みなさんよくご存じの『般若心経』です。いわば、般若心経は、スピリチュアル・ケアの経典と言えます。

**樋野**　般若心経は有名ですが、その内容を知っている人は実は少ないのではないでしょうか。

**田中**　誤解している人も多いですね。修行の目的は知恵の完成だとお釈迦さまは説いています。その知恵とは、どうやって自分へのこだわりを捨てるかということです。そこでお釈迦さまは、彼岸に渡る乗り物である筏（いかだ）を仏教に喩えて説明しています。それが有名な「筏の譬喩（ひゆ）」です。

仏教では、苦から解放された楽園を彼岸（ひがん）、私たちが生きている世界のことを此岸（しがん）といいます。この此岸から、彼岸に渡るには筏が必要です。その筏こそが仏教だというのです。しかも、彼岸に渡ったら、筏はもはや必要なくなりますから、捨てていいのです。つまり、自己執着を捨てることを説く仏教は、仏教自体にも執着しない宗教なのです。

**樋野**　あらためて、すごい宗教ですね。

## 自分へのこだわりを捨てると、苦しみから救われる

**田中**　仏教は基本的に「自分というこだわり」を離れる、己と他人を差別しない宗教です。また、自分というこだわりをなくす、つまり、無執着であれば、相手と喧嘩することもないのです。そういう生き方が日本人の心であり、日本の文化だと私は思っています。

**樋野**　死の苦しみというのは、人類共通ではないでしょうか。しかも、他人のために自己を放棄するという自己犠牲の精神も共通です。自分が大きな犠牲を払ったとしても、人から感謝されれば心が豊かになります。それが人間として「高尚なる生涯」と言えるのではないかと思います。もはや仏教やキリスト教といった宗教を超えた人間

学です。

常日頃から、私は病気や死に対して、無頓着でありたいと思っていましたが、ご住職のお話をお聞きして、これからは自信を持って無頓着でいようと思います。

**田中**　死が怖くないといえば嘘になります。私は、諦めていましたが、なんとか古希を迎えることができました。それだけではなく孫の誕生にも恵まれました。そうなると、「この子の成長をいつまで見られるのか」と、つい考えてしまいます。心の奥底では、生きていられるなら、なるべく長く生きていたいと思いますし、多くのがん患者と同じように、自分の死を前に「いのちの苦しみ」を感じています。しかし、人の死は思い通りになりません。いよいよ、自分の番が回ってきたと受け止めるしかないのです。

**樋野**　死にゆく者の覚悟ですね。

**田中**　面白いもので、私が余命わずかと知られたら急に注目を浴びるようになり、新聞や雑誌からの取材を受けたり、本を出すこともできました。さらに、この30年あまりずっと「日本の医療現場にもスピリチュアル・ケアワーカーが必要だ」と訴え続けていたことに、ようやく耳を貸してもらえるようになりました。「危機」という言葉の「危」は、危険という意味ですが、「機」は機会、チャンスという意味。そういう意味では、危機こそチャンスなのです。

**樋野**　がんになったことを、自分を、あるいは人生を変えるチャンスであると考えたほうがいいということですね。

**田中**　残された時間が少ない私にとって、今の自分の命を超えた価値とは何かと考えると、私自身の役割を果たすこと、つまり、少しでもがん患者のために、いのちのケアを行って、人生をまっとうすることではないかと思っています。がんになって、たとえ、残された時間がわずかであっても、人のために自分ができることをする。そういう気持ちで日々を精いっぱい生きる。それが、素晴らしい人生を送ったことになるのではないでしょうか。

**樋野**　キリスト教では、天国と言われる神の国のことが説かれています。それがどこにあるのか誰にもわからない。私は人々の心の中にあると考えています。先ほど、ご住職が般若心経は、「知恵の完成の教え」だと仰いましたが、知恵とは何かといえば、品性のことです。

つまり、人生の目的は、「品性の完成にあり」です。そういう意味で真実というのは、宗教を超えて共通しています。それは、どんな状況になっても、人間が心豊かに暮らすためのものではないかと思います。

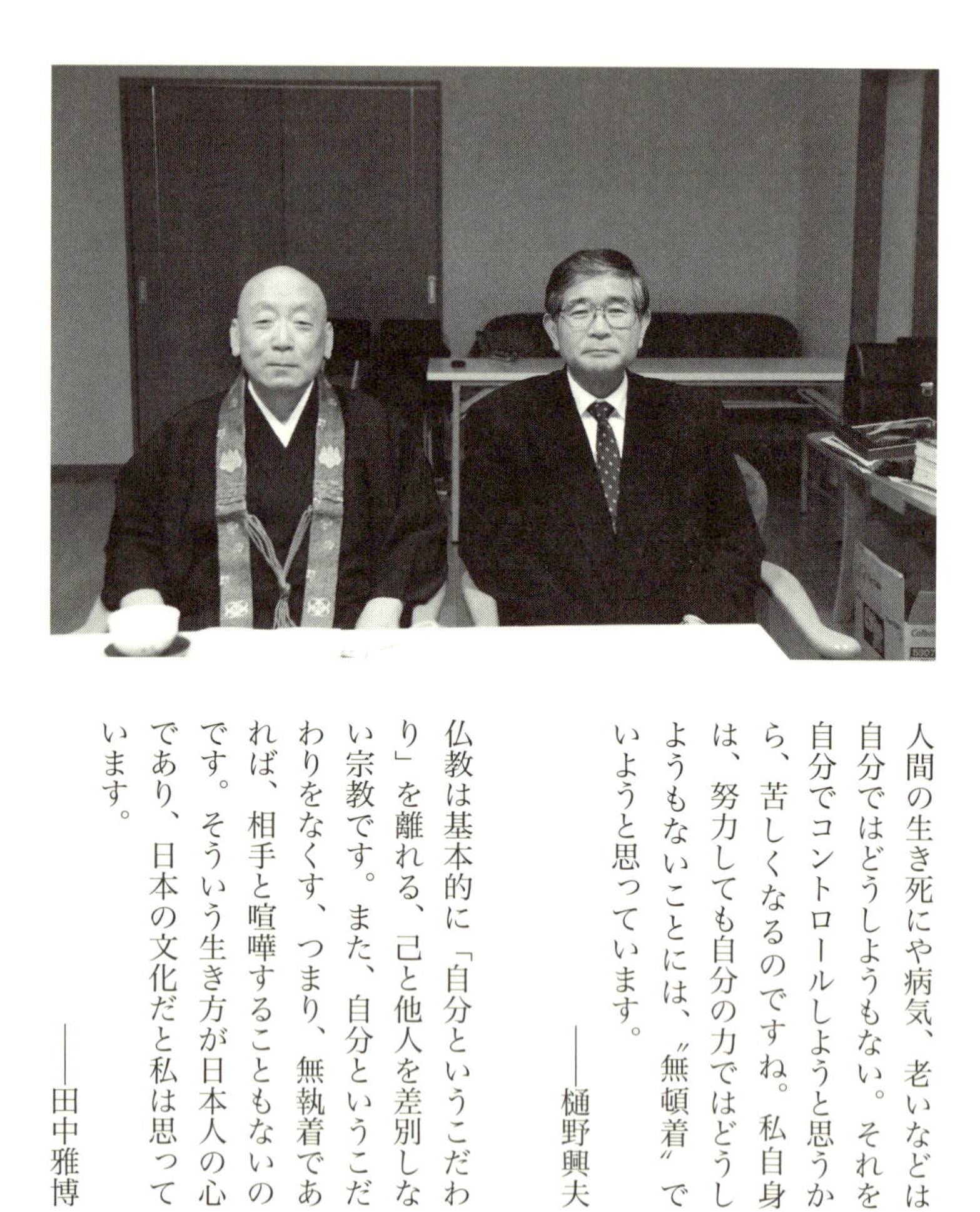

人間の生き死にや病気、老いなどは自分ではどうしようもない。それを自分でコントロールしようと思うから、苦しくなるのですね。私自身は、努力しても自分の力ではどうしようもないことには、〝無頓着〟でいようと思っています。

――樋野興夫

仏教は基本的に「自分というこだわり」を離れる、己と他人を差別しない宗教です。また、自分というこだわりをなくす、つまり、無執着であれば、相手と喧嘩することもないのです。そういう生き方が日本人の心であり、日本の文化だと私は思っています。

――田中雅博

第2章

# 苦しみを癒す「無頓着」のすすめ

その1

# 敵と戦うためには、敵のことをよく知るべし

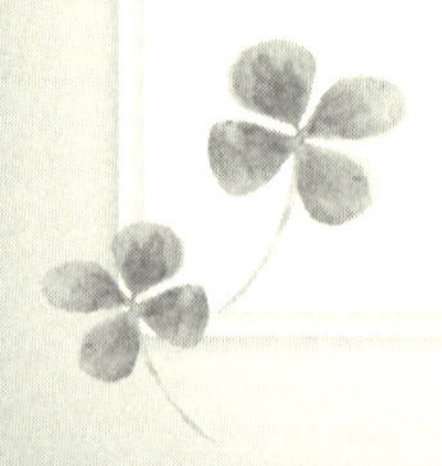

がんは「怖い」病気の代表のように思われています。それは「がん＝死」というイメージが、私たちの頭に強く刷り込まれているからだと言えるでしょう。

もちろん、誰でも死ぬのは怖いものです。自分という存在が消滅してしまうのが怖いし、死ぬときに苦しむのも嫌です。でも、死を意識しなければならない病気はがんだけではありません。

それなのになぜ、がんは、異常に怖がられるのでしょうか。それは、がんには「不確実性」があるからです。これが他の病気との大きな差です。不確実性とは、がんの真のメカニズムがまだ完全に解明されていないこと。どんな場合に、どんなふうに発症し、どのように再発・転移するのか、不明な点が多いということです。

たとえば心筋梗塞のような命にかかわる病気でさえ、治療法やその後の再発予防法については、ある程度確立されています。

ところが、がんは、まだわからない部分が多いので、転移や再発の可能性に対する不安や悩みを払拭できません。しかも日本の医療関係者は、治療には熱心ですが、患者が抱える不安や悩みにあまり真剣に向き合ってこなかったという面もあります。

でも、がんはたしかに怖い病気ですが、怖がり過ぎる必要はありません。今やがんは、進行がんも含めたすべてのがんの50パーセント以上が治る時代になっているのです。

がんは遺伝子の異常によって起こりますが、それは細胞分裂の過程で起こりますから、がんを完全に防ぐには、細胞分裂を止めるしかありません。しかし、すべての生物は細胞分裂を繰り返しながら生きていますから、それを止めるのは不可能です。

人間の身体の細胞は約60兆個。がんという病気は、そのうちのたったひとつの細胞の遺伝子に異常が起こり、がん化することから始まります。私は病理の医師ですから、来る日も来る日も、細胞というミクロの世界に挑みながら日を送っていました。

この段階では、人体に与える影響はほとんどありません。しかしその、ひとつのがん細胞が分裂を繰り返し、10年から20年、場合によっては30年の時間を経て〝悪さ〟をするようになるのです。

がんが目に見える大きさというと約1センチで、ちょうど1グラム。

1個の細胞が2個に、2個の細胞が4個にという具合に、倍々ゲームのように増えていき、だいたい30回細胞分裂を繰り返すと約10億個に増えます。とても多いように感じるかもしれませんが、この程度なら「早期がん」で、あまり心配はいりません。治療でほとんど治ると言っていいでしょう。

しかし、がんはある程度の大きさになると、急速に分裂のスピードを増し、その後、10回の細胞分裂で約1キログラム、1兆個に成長し、人間を死に至らしめる大きさになります。

これが「臨床がん」といって、死に直結するがんです。

細胞分裂は生物にとって不可欠ですが、たとえがん細胞が分裂を繰り返しても、これを死から遠ざける方法があります。それが早期発見、早期治療。がん細胞を取り除いてしまえばいいのです。

ところが発見が遅れると、がんが進行した状態、つまり、リンパ節や他の臓器に転移していることが多いのです。そうなると、手術でがんを完全に切除することが難しくなります。目に見えない微小ながんを取り残してしまうために、がんが再発したり、他の臓器に転移してしまうのです。

その2

# 一刻を争う病ではない。だから焦らない

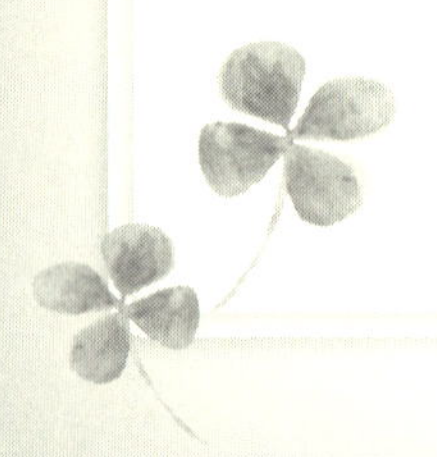

がんはある日突然、発症すると思っている人も多いでしょう。でも1個のがん細胞が「臨床がん」として発見されるまでには、長い期間がかかっており、それは非常に緩慢な変化ですから、本人は気づかないのです。

つまり現段階で「治るがん」と「治らないがん」の差は、いかに早期に発見するかです。1センチ以下のがんなら、ほぼ100パーセント治ります。がんは早期発見・早期治療が有効なのです。もちろん、タチの悪いがんもあります。しかし、ごく少数の例外を除くと、「がん検診などであと2~3年早くがんを見つけることができれば、現在の医療でも70パーセントまで治癒率を高めることができる」と、私は考えています。70パーセントまで高めることができたら、がんも「治る病気」という認識に変わってくることでしょう。

かつて結核は不治の病と恐れられましたが、予防法や特効薬が発見された結果、治る病気として人々にみなされるようになったのと同じです。

ところが、日本ではがんの検診率が欧米諸国に比べて低いのです。たしかに検診で見逃されてしまうケースもありますが、検診で早期にがんを発見された例はたくさんあります。現時点でできることは、少なくとも年に1回はがん検診を受けることです。

がんは非常に長い時間かけてゆっくりと進行する慢性病です。だからこそ、予防も治療も可能な病気なのです。

それに比べ、脳梗塞、脳出血、クモ膜下出血などになった場合、手当ては一刻を争います。すぐに対処しないと命にかかわりますし、幸いにして一命はとりとめたとしても、半身麻痺や言語障害といった障害が残ることが多いのです。最悪の場合は植物人間状態になってしまいます。心臓病も、心臓発作を起こしてしまったら、分刻みの緊急性が求められます。

それに比べると、がんは一刻を争わなければならないほど、切迫した危険性はありません。ほとんどの場合、がんは長い時間をかけて徐々に大きくなってきたもので、今すぐ何とかしなければ……というわけではありません。

誤解を恐れずに言えば、「だから、がんはいい」のではないでしょうか。医師に「がんですね」と告知されても、十分に対処できる時間があるからです。

もちろん、告知された瞬間はショックで頭が真っ白になるでしょう。でもやがて、どんな治療を受けたらいいのかを周囲に相談したり、自分なりに調べたりする心の余裕が生まれます。「これからどう生きるか」や「最後の瞬間をどう迎えるか」について、じっくり考える時間が残されているのです。

しかも、がんは死の直前まで、きちんと意識があります。ぎりぎりまで普段通りの生活も送れます。死後の準備をして、会いたい人に会ってお別れをし、お世話になった人に感謝の言葉を述べることもできるのです。けっして「不幸な死」ではありません。

自分が生きてきた過程をきちんと振り返ることもできるし、人の命には限りがあるという深遠な事実を、がんは教えてくれます。自分の人生に終止符が打たれる瞬間を想像し、「おっとまだ、これをやり残していた」などと、お迎えが来るまでの時間をどう有意義に過ごしたらいいか、考えることができます。

人は誰も自分の死期を知らないだけです。

それは事故や脳疾患、心疾患などで突然やってくる場合もあれば、がんのように徐々に忍び寄り、ある程度予測がつく場合もあります……。「究極の選択」になりますが、あなたならどちらがいいでしょうか？

私自身は死に対しては「無頓着でいよう」と決めていますが、どうせ死を迎えなければならないのなら、「事故や脳疾患や心疾患など、突然訪れる死ではなく、自分の死についてじっくり考える時間がもらえるがんのほうがいい」と考える人は多いようです。

その3

# 余命宣告は、あまり当たらないという前提で聞く

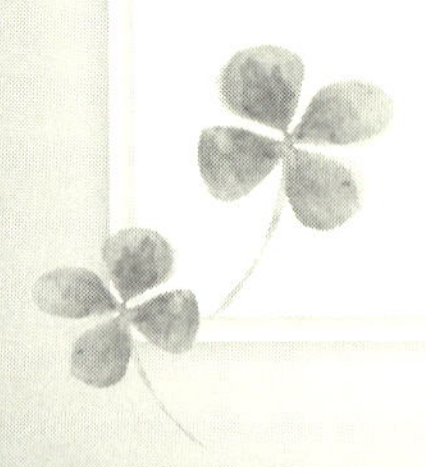

年を取れば誰にでも〝がんの芽〟が出てきます。

でも、がんの芽が大きくなるとは限りません。大きくなるのはその一部です。人間を死に至らしめるのは、がん細胞が発達し、そして転移し、身体に悪い影響を与えること。つまり「悪さ」をするからです。

がんは進行すれば、だいたい「いつ頃」大きな悪さをするか、そして当人の命を奪う可能性があるか、わかってきます。大雑把な言い方ですが、これが「余命」です。

「余命」という言葉は患者を不安に陥れるのですが、「余命」は、そのがん患者本人が保つ「生命力」のことではありません。誤解しないでいただきたい。

「余命」とは、「あなたが確実に命を落とす時間」というわけではなく、同じ部位のがんで同じような進行度合いについて、過去の医療統計から割り出した数値、事例から導き出した確率に過ぎないのです。だから「余命1年」というのは「1年後には生きている確率が低いですね」ということに過ぎず、「1年後に必ず死にます」というわけではありません。事実、「余命半年」と伝えられた患者が、それから3年を迎えてもまだ元気でいる例はたくさんあります。つまり「死ぬのは確実」ですが、いつ死ぬかは「確率」でしかない。しょせん、それは曖昧なものです。

また、「5年生存率」という言葉を使い、「5年後に生きている確率が50パーセント」などと言います。でもこれも数字のマジック。自分が5年後に「生きている50パーセント」に入るのか、それとも「生きていない50パーセント」に分類されるのかは、神様以外にはわかりません。そんな曖昧なものでしかないのですから、惑わされるのは賢明ではありません。

ただ、「余命」という言葉には〝恐怖の響き〟が含まれていて、これが問題。それは「悲惨な最期」というイメージと結びついているからです。誰だって苦しんで死にたくない。せめて安らかに死にたい……と思うのも無理はありません。

でも、がんによる死は、実はそれほど悲惨なものではないと知っておいてください。がんというと「痛いんでしょう？」と思われがちです。たしかに末期には痛みを伴います。しかし現在の医療では、痛みはかなりコントロールできます。

緩和治療自体も日進月歩ですし、緩和医療の専門医も増え、終末期だけのものではなく、がん治療と並行して行われるようになりました。

こうした結果、今はがんになっても、すぐに死を迎える人はほとんどいなくなりました。余命宣告を越えて長生きできる人が増えています。今後、ますますがんという病気と闘うための武器が増え、やがて「がん＝死」という公式があてはまらなくなる時代がやってくる、私はそう考えています。

現在、日本人の死因の第1位はがんで、死因全体の約3割を占め、年間37万人ががんで亡くなっていますが、その一方で、がんが治ったとされる「5年生存率」は6割超まで達しているといわれています。

つまり、がんという病気は決してなくならないものの、今後、死に至る病ではなく、治る病気になっていく。「がんになっても、天寿をまっとうできる」時代がやってくるのです。

これを「天寿がん」と呼びます。

たとえば50歳でがんが発見されても、その後の生活に注意し、平均寿命まで生きられれば、それは天寿をまっとうしたのと同じことになります。私自身はがん研究・がん治療の分野で、この天寿がんを理想としています。たとえがんがあっても、それが〝悪さ〟をするようになるまで成長させなければいい。そうすれば、がんが原因で死ぬことはなくなる。「がんと共存できる時代」の到来です。

今後の研究次第では、がんが〝悪さ〟をしないように、がん細胞をコントロールする可能性も広がっています。

その4

# 悩むのは、一日のうち一時間だけ

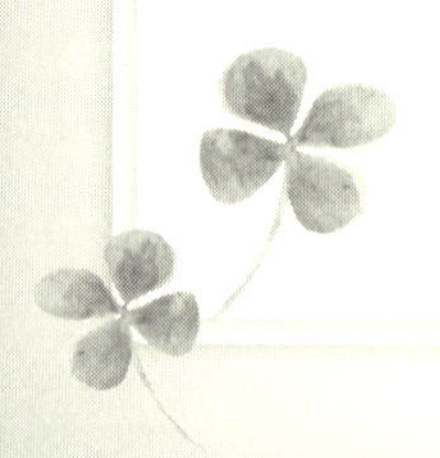

天寿がんという言葉を知り、直接、死への引き金にならないことを理解したとしても、「がんの不安」はまだ消えないでしょう。

私は、不安を抱える人たちに「あまり考えすぎないで」とアドバイスすることがあります。でも患者にしてみれば、「心配してくれるのは嬉しいけど、そうはいっても……」というのが本音だと思います。

当たり前です。誰だって病気は嫌だし、死ぬのは怖い。でも、それを怖がれば怖がるほど、かえって病気や死への恐怖が増していく。人間はそんなに強い存在ではないのです。では、そんな恐怖からどう抜け出すか。それは「できるだけ、がんであることを忘れる」です。こう言うと「それができるようなら悩んでいません」と反論されそうです。たしかにその通りです。しかし「簡単じゃない」と考えているうちは、いつまでたっても、がんの不安から遠ざかることはできません。

人間は、悲しいときには泣きます。そして涙が枯れたら、やがて立ち上がるようにできているのです。忘れるといっても、完全に忘れ去りなさいというわけではありません。言い方を変えれば「頭の中で、がんの優先順位を下げてしまう」ことです。楽しいこと、嬉しいこと、これからやりたいことを考えて、それで頭の中をいっぱいにする。本が好きな人なら本を読む。映画を観に行く、仕事のことを考える、友人と会う約束を作る、家族やペットと過ごす時間を増やす……なんでもいいのです、たくさん「楽しいこと」が見つかれば、必然的にがんの優先順位は下がっていきます。あるいは毎日の生活の中で、やるべきことをピックアップしていけば、必然的にがんの優先順位は下がっていくはずです。「自分が今、いちばんやらなければならないことは何か？」を考えることから始めるのです。

がんの悩みというものは、一挙に「解決」することはありません。「寛解（かんかい）」しても、再発や転移の危険が伴うのが、がんという病気だからです。しかし、少なくとも悩みの「解消」はできます。「解決」は考えずに、まず「解消」を考えることです。

ただし、一度にすべてを解消しようと思わないように。

仕事だって部屋の片づけだって、一度に全部やろうとしたら大仕事になってしまいます。でも、ちょっとずつやっていけば、やがて見違えるようにきれいになります。それと同じように、少しずつ悩みを消していく。ふと気づくと不安が薄らいでいるかもしれません。驚くほど気持ちが明るくなっているはずです。

それでも悩みが尽きない場合は、思い切って「悩む時間は1日24時間のうち1時間だけ」と決めてしまうのです。「時間の問題じゃないですよ！」というお叱りを受けるかもしれません。しかし世の中には、自分の思いでコントロールできることと、できないことがあります。病気や死は、自分の意思ではどうにもならないこと。それをいくら考えても、解決できるはずはありません。

しかも、その不安は「いま目の前に起きていないこと」に過ぎない。

新渡戸稲造は著書の中で、「飯の食いだめと心配のしだめは役に立たない」という、知り合いの老人から聞いた言葉を紹介しています。

どんな人でも、明後日の分までいま食べておくことができないように、「ああなったらどうしよう」「こうなったら困っちゃうな」といくら心配しても、現実には対処のしようがない。「心配のしだめ」も無意味なのです。実際に対処するのは、それが現実になってからでも十分に間に合います。現実に起こっていないことに頭を悩ますのは時間の無駄ですし、精神的にもよくありません。「悩むな」とは言いませんが、悩めば悩むほど結局、気が滅入るだけです。

したがってそれを考えるのは1時間程度にして、残りの時間は毎日の生活の段取りを考えたり、楽しいことを思い描くようにするのです。こんなふうにして、今の不安や悩みが10だとしたら、最初は8くらいまで減らす。

翌週は7のレベル、その次は6くらいと、だんだんと悩みを減らしていけるよう、気持ちを切り替えてみてください。

その5

# 他人と比べることは無意味だと知る

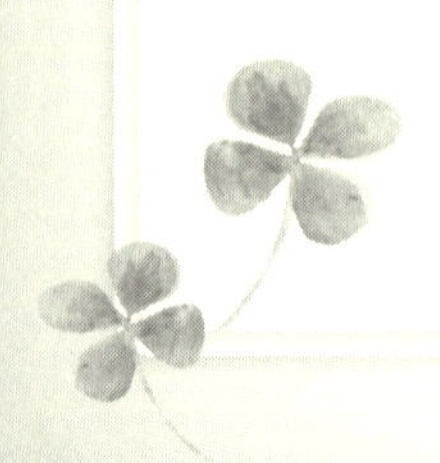

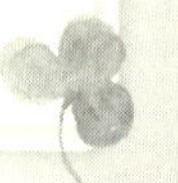

普通、がんになったら治療を開始します。昨日まで普段通りに生活していた人が、入院して点滴を施されると、とたんに動きが制限され、ベッドで寝たきりの生活を余儀なくされる場合もあります。すると一挙にストレスが襲いかかり、昨日まで〝元気〟だった人が「明日をも知れぬ」患者になってしまうのです。身体の中にがんが巣くうことがわかっても、自分の気持ちまで患者になることはないのです。

闘病生活をしていると、以前は平気でできていたことができなくてイライラしたり、すぐに疲れてしまったり、不便に感じることがあります。でも「病気になったんだから、できなくても当たり前」と考える。イライラしても、「こんな些細なことに腹を立てるのはつまらない」と考える。すると不思議に、腹も立たなくなります。

病気であっても病人にならない秘訣は、「自分は今、何をしたらいいのだろう？」と、思考の整理をすることです。一瞬、一瞬、その行為に没頭して、集中力を高めるのもいいと思います。たとえば、散歩の途中で美しい花を見たら、花びらの模様や、花が風に揺れる様子を、飽きるまで眺め続けるのです。太陽の光が木々に注ぐようなら、その光の移り具合に目を凝らす。美味しいものを食べるときなら、「今、私が口に入れたこのお肉、なんて柔らかく、甘いのだろう。微かにハーブの香りがする」というように、食べることに没頭するのです。こんな具合に〝今という瞬間〟を感じ取るようにしていくと、生きる喜びを実感するようになります。それでも不安は襲ってくるでしょう。

どんな人でも、人生は一度しかありません。

人間として生まれてきたからには、たった一度の人生をいかによく生きるか、そして、いかに満足して逝けるかが大事なのです。つらい治療のさなかにあっても「今、何をしようか」を考える生き方が大切。それが「治ったら何をしようか」という希望につながっていくのだと思います。

「何をしようか」と考えるだけでもよいのです。

たとえ実行に移せなくても、「やりたい」ことを想像するだけでも、心が楽しくなります。そして「これならやれそうだ」と思えば、ためらわずにやってみる。そんな形で没頭できるもの、打ち込めるものを探せば、がんの不安が頭から離れていきます。そしてそれは心だけでなく、体にもいい影響を与える場合があります。

つまり心の持ちようが、病状に大きな影響を与えるのです。

「がん哲学外来」をしていると、気づくことがあります。

治療を続けて少し病状が改善した人が、「ずいぶんよくなりました」という肯定派と、「まだまだ完璧ではありません」という否定派に分かれることです。

「おかげさまで、ずいぶんよくなりました」と前向きにとらえるか、「まだまだです。いつになったら完全に治るのでしょうか？」と不満を持ち続けるか――そんな心のあり方が、回復に影響を与えることがあります。

不満を持ち続ける人は、いつも他人と自分を比べて生きてきた人に多いようです。元気なときは「あいつのほうがなぜ？」とライバル心を燃やし、病気になったら「あの人のほうが元気そうだけど、もしかしたら薬が違うんじゃないか？」と猜疑心にとらわれる。あるいは、若い頃の自分と比べて、「なんで自分はこんなになっちゃったんだろう？」と、元気だった自分を懐かしむ。

でも、どんな状態になっても、今は「今のあなた」でしかないのです。

その6

# 辛いときこそ、笑いましょう

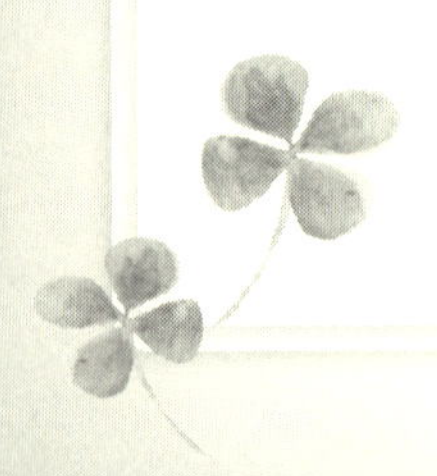

人間の運・不運をつかさどる女神がいると考えてみましょう。天の上に「幸福の女神」がいて、いつも我々を見守っている。あなたの気持ち次第で、女神が力を貸してくれるかもしれません。「病気が少しよくなって、私は運がいい」と考えられる人には、女神が微笑みます。すると病気のつらさが薄らいでいくかもしれない。

反対に、いつも文句ばかり言っている人には、女神は微笑んでくれません。いや、たとえ微笑んでくれて病状が改善されたとしても、本人がそれに気づかないのでは、ますます病気にのまれてしまう。気の毒な人だと思います。

たしかに治療は苦しいでしょう。不安もなかなか消えないでしょう。でも、今の状態を幸せだと思えれば、人間はそれで幸せになれます。「人間は嬉しいから笑うのではない。笑うから嬉しくなるのだ」という、フランスの哲学者アラン（本名エミール＝オーギュスト・シャルティエ　1868〜1951）の言葉があります。

「笑いは、誰にでもできる最高の芸術」という言葉もあります。「笑える自分はまだ生きている」と実感できれば、後悔という荷物が軽くなります。

人それぞれ、寿命というものがあります。問題は長さではなく、生きる中身なのです。自分に残された時間を充実させようとする人は、表情が明るい。それが周囲の人をひきつけます。すると周囲からまた笑顔が返ってきます。そんな人の輪を作れるのが素晴らしい人生というものではないでしょうか。

人生の終わりを意識すると、毎日、何事もなく暮らせることが、とてもいとおしく感じられるようになります。そんな日々を大切に思えるようになるのです。

全世界はひとつの舞台、舞台の主役はあなたです。

シェイクスピア（1564〜1616）は『お気に召すまま』で、登場人物にこう語らせています。

「全世界は一つの舞台、そこでは男女を問はぬ、人間はすべて役者に過ぎない。それぞれ出があり、引込みあり、しかも一人一人が生涯に色々な役割を演じ分けるのだ」（福田恆存訳）。この世に生を受けた人はすべて、「世界」という舞台の一員であり、それぞれ定められた運命に従って、役割を演じなければならないのです。

そして舞台には初日もあれば千秋楽もあるように、いつか舞台を降りなければなりません。それが人生というものであり、「死」も、定められたあなたの役割なのです。そんな人生の中に、お釈迦さまは「四つの苦しみ」があると言われました。「生きる苦しみ」「病む苦しみ」「老いる苦しみ」「死ぬ苦しみ」、すなわち生老病死です。これらをすべて、命ある者は経験しなければなりません。

死ぬ苦しみはひとまず置くとして、病を得るという苦しみがあります。でも人は、病にかかってはじめて、健康であることの素晴らしさに気づきます。命のありがたさに気づきます。というのはその経験が〝他者への共感〟を強くするからです。

今まで病気一つしなかった健康な人が病気になったとき、そして命にかかわる重い病を経験すると、いっぺんに世界の色が変わって見えます。それまでどこかで、「自分の命は永遠に続く」と思っていたけれど、「もしかしたら私に残された日々は、そう多くない」と気づくと同時に、「では自分は何をしてきたのだろう?」「自分の命は何だったのだろう?」と考えるようになります。そういう時期がやってきます。

地震や津波で大きな被害を受けた人たち、あるいはアフリカで飢餓に苦しむ人たちの姿を目にすることがあります。自分が健康なときなら「ああ、かわいそうだな」とは感じても、彼らの苦しみを真に我が事のように実感することはないでしょう。

しかし、いざ自分が病気になると、その痛みや悲しみ、苦しさを自分のことのように感じることができます。感受性がシャープになっていくのです。こうした感受性が磨かれることが、病気になって得られる〝副産物〟なのです。

よく「命とは何か?」「人間は死んだらどうなるか?」などが議論されます。でも、どんなに優れた哲学者でも、病んだことのない人には人間の本当の苦悩はわからないでしょうし、命とは何かの核心に迫ることはできない、私はそう考えています。

その7

# 今日から人生最後の5年間と思って生きる

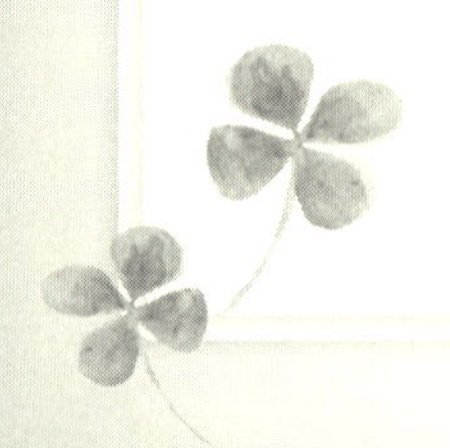

昔、医学がそれほど進歩していない時代には、「死」は人間の身近にあり、人は当たり前に受け止めてきました。私の父親の時代までは、「今日、何が起こるかわからない」といって、出かけるときに下着を新しくする人がいました。いつ、どこで死を迎えても恥ずかしくないように身構え、自分の死を日ごろから覚悟していたのではないでしょうか。

しかし今は医学が進歩したことによって、「死期の予測」がつくようになりました。これは良い面と悪い面の両方があります。良い面はもちろん、よほどの病気でなければ治るようになったので、病気＝死という恐怖から解放されるようになったこと。自分の寿命、つまり人生の持ち時間が長くなったのです。

でもその半面、「長寿万歳」の信仰が生まれました。いたずらに寿命にしがみつくようになり、いつか死が訪れるという現実を避けようとするようになってしまいました。死を受け止める心構えが失われてしまったのです。

死ぬのは100パーセント確実。でも、いつ死ぬかは、誰にもわかりません。「死ぬのは確実、いつ死ぬかは確率」なのです。

がんという病気は、末期の状態だとなかなか自由が利かなくなりますが、それまでは人生についてゆっくり考えられる病気です。最期の瞬間が迫ってから慌てないように、いつ死が訪れてもいいように覚悟をしながら生き続けること――ある程度の年齢になれば、そんな心構えも必要になります。

私自身もその年代に入っています。だから毎日、「今日からが最後の5年間」と考えるようにしています。「今日から最後の5年間を生きる」ということは、「この世で与えられた自分の役割を意識する」ということでもあります。

がん患者の多くは「周りに迷惑をかけたくないから、やりたいことも我慢しなくてはならない」という気持ちを強く持っています。でも、迷惑をかけてもいいのです。誰にも迷惑をかけずに生きている人間なんて、この世にいません。お互い様なのです。毎日、懸命に生きようとしていれば、何かが起きても誰かが助けてくれますし、同じように今までたくさんの人を助けてきたはずです。

たとえ若いときに苦しんだ人でも、最後の5年間を穏やかで静かに過ごすことができれば、幸福な人生だと言えます。逆に、いくら華やかな人生を過ごしても、寂しい晩年を過ごすのでは、決して恵まれた生涯とは呼べません。最後の瞬間まで穏やかに優しく、しとやかに過ごせるように、事前に準備しておく。それが「平穏死」というものです。でも間違いなく死の瞬間が近づいていると感じたとき、その間に何をしたらよいかに悩みます。これまでしなかったことや、できなかったことを思い浮かべ、焦燥にかられます。

限られた時間で、これもしたい、あれもしたいという思いが強迫観念のようになるうえに、「早くしなければ」という気持ちが拍車をかけるのです。すると余計に、「何をしたらいいか」がわからなくなってしまいます。

これではもったいない。

これまでその人が何十年にもわたって培ってきた知識や経験を、まったく生かしていないからです。年をとったからこそ湧き出てくるはずの「知恵の泉」をフルに活用し、蓄積した知識や経験を披露して、そのエッセンスを後世に伝えること。

それが〝正しい〟エネルギーと時間の使い方で、残された人生を〝愉快に〟生きていくコツです。

いわば、「晩節を汚さないように」とでも言いましょうか、〝有終の美〟をいかに飾れるかについて、じっくり考えていただきたいのです。

誰も、死に逆らえないのと同様に、老いにも逆らえません。それは「枯れ木」です。しかし枯れ木にも、若々しい木々とはまた別の、枯淡の趣があります。老いの優雅さを心にとめるとき、その姿そのものが有終の美につながるはずです。

その8

# 死に無頓着になるために、日々を充実させる

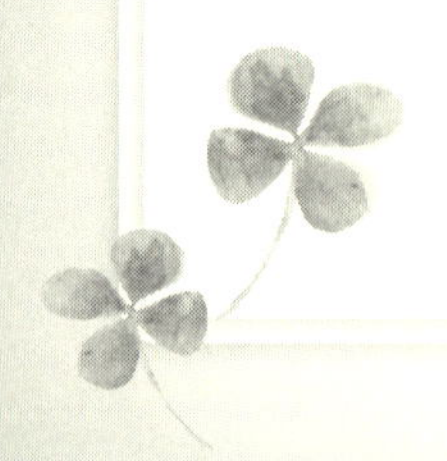

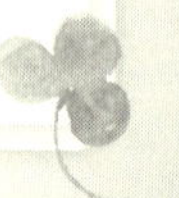

「死」は、人生に残された最後の〝大事な仕事〟です。人生の最後になっても、まだ自分の役割があると思えたとき、人は最後の時まで、しっかりと生きようと思うものです。しかも毎日が充実していれば、生にも死にも「無頓着」になります。

よけいなことを考えないので、今まで以上に自由に豊かに生きられるように思います。できれば死は避けたい。でもそれは不可能。死は否応なく受け入れざるを得ないのですが、いやいや受け入れるのと、敢然（かんぜん）と死に立ち向かうのとでは、満足感に大きな差が生じます。前向きに構えれば、鬱々とした気分を払拭でき、晴れ晴れとした気持ちになれます。死を前にしているということは、今現在は生きているということ。生を享受し、歓迎することができるのも、死が前にあるからです。

それは「ありがとう」とつぶやくべきことであって、避けようとすべきことではないのです。私が思うに、死を前にして焦燥感にかられるのは、現代人が、死をはっきりとイメージできないでいるからではないでしょうか。他人の死は想像できても、「もしかしたら自分だけは死なない」と錯覚している人は、案外に多いようで、死をぼんやりとした出来事としか考えていない。だから死の覚悟を持てずに、ある日突然、がん告知をされて愕然とするのです。

「死」を考えることは、実は「生」を考えることです。永遠の生はありえません。突然の別れがいつやって来ても不思議ではないのです。

毎日、「もしかしたら……」を意識していれば、「今日の生活をきちんとしよう」という気になります。死を考えることは、そのまま、自分の〝持ち時間〟の大切さを考えることにつながるのです。

どんな人にも、死は必ずやって来ます。若い時期には、死は遥か先にあると思いがちですが、じつは死は、誰にも身近にあります。たとえ今日現在、健康に暮らしている人でも、たまたま病気やがんの告知を受けていないだけで、もしかしたら明日、急に病院に運ばれないとも限らないのです。

そうすると、ある時期を超えたら、死を見据えた人生設計が大切になってくるでしょう。「これからどれくらい、人生が残っているのか？」を逆算する生き方が大事になってくるかもしれません。しかし、自分にあとどれくらいの時間が残っているのかは、誰にもわかりません。でも永遠ということはありえないのです。アップルの創始者であるスティーブ・ジョブズはこう語っています。

「終着点が重要なのではない。旅の途中で、どれだけ楽しいことをやり遂げたかが大事なんだ」

終着点を見据えて、それまでにどれだけ〝楽しい人生〟を送れたか……それによって、良い終着点が来るか、悪い終着点を迎えるかが決まってきます。命に終わりが見えたとき、自分が生きてきた意味がわかります。もちろん「もう明日は来ないのか」と、絶望感に襲われる人も多いでしょう。人間は普通、「自分の命は当分続く」と思えるからこそ、夢や希望を持って生き、そのための人生設計をすることができるのです。でも、「自分に残された時間はもう少ない」とわかったら、どうしましょう……。

実は、それからが〝大切な時間〟なのです。なぜなら、人はそんな苦しみの中でこそ、「本当に大切なこと」に気づくからです。元気で生きているときは、日々の忙しさに追われ、さまざまなしがらみに縛られ、なかなか、それに気づくことができません。

その「本当に大切なこと」は、家族かもしれません。やり残したことを完成させることかもしれません。人さまざまですが、心の底から望むことをすることに尽きます。そんな「ありのまま」の心で過ごすことが、いちばん幸福なことだと思います。

死を間近に見据えると、人は自分の人生を肯定するようになります。たとえそれまで、「自分の人生はつまらないだけだった」と否定的だった人でも、「受容」に到達すると、「でも自分なりに精いっぱい頑張った」「いい家族に恵まれた」と満足するようになるのです。

その9

# 人生はいつからだって<br>やり直せる

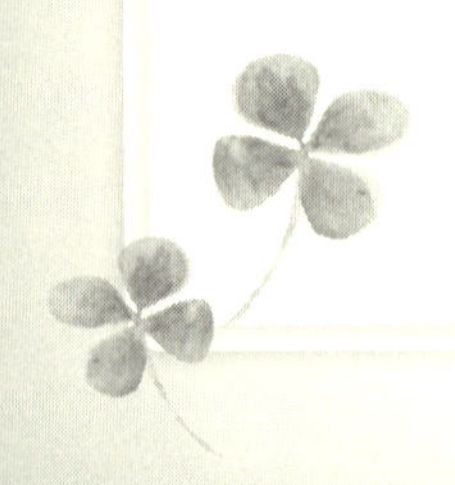

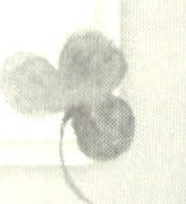

多くの場合、「大切なもの」は、大金や社会的地位よりも、家族や友人、あるいは仲間たちといった、ごくごく身近なところにあります。

あるいは長年追い続けてきた研究成果などもそうです。

そして人は、死を意識したときにはじめて、「大切なもの」の真の価値に気づき、それらと過ごしてきた毎日に、心から「ありがとう」と言いたくなるのです。そんな「なんでもない毎日」に感謝できる人こそ、幸福な人なのではないでしょうか。

私が考える「最後の5年間の人生」のイメージは思想家、内村鑑三（1861〜1930）です。彼はある時期までは勤め先を転々と変えるなど社会運動家として破天荒な人生を送り、周囲の毀誉褒貶も激しい人物でした。しかし最後の5年間は雑誌の発行と聖書講義に費やし、内在的な関心を高め、穏やかで幸福な生涯を閉じたのです。

この内村のように、人生はやり直すことができます。がんで、たとえ余命が告知された場合でも、「もう一度、穏やかに生きる」よう、そこで生き方を変えられる。それが「クオリティー・オブ・デス」（QOD／死の質）というものではないでしょうか。「今日が最後」と思うと何もできませんが、「今日からだ」と考えれば、いくらでもやれることはあります。

たとえ「余命はあとこれくらい」と医師から告げられたとしても、考え方を整理して〝死に向かう準備〟が整えば、逆境も前向きに考えられるようになります。しかしまだ、考え方の機軸が確立される前に、それを言われると傷ついてしまうのです。

でも、後になって気づくのです。「樋野先生が言っていたのは、もしかしたらこのときのためだったのか」と。

大事なのは、「このときのため」と思えるかどうか、です。

逆境の苦しみは「忍耐心」を生みます。そこから品性が生まれ、希望が生まれます。つまり希望は、苦しみを通して生まれるのです。闘病生活は厳しいけれど、やがて、「自分の人生を整理するいい機会になった」と気づくのではないかと思います。

「がん患者はすべて南極越冬隊」というのが私の持論です。

艱難辛苦(かんなんしんく)に耐えながら、暖かい春を待っているのです。春を待ちわびる心が育てば、逆境には負けない強さが身についてきます。

「艱難が忍耐を生み出し、忍耐は練られた品性を生む。練られた品性は希望を生み出し、希望から生まれた希望は、決して失望に終わることはない」

これは『聖書』の「ローマ人への手紙」の一節で、私の好きな言葉です。

人は誰しも、自分の命より大切なものはないと考えています。それなのに、その大切な命が失われてしまうなんて、なんて理不尽で不合理なんだ……。「がん哲学外来」を訪れる人のほとんどが、こんな思いを抱えています。でも、そこで私と話していると、「自分の命より大切なものがある」ことに気づいてくれるようです。

なにも、私が特別なことを話すからではありません。私はただ、いっしょにお茶を飲みながら、ご本人の事情や思いを静かに聞いているだけです。

人間は、自分だけのことを考えるよりも、他人のためを思うときのほうが幸福感に包まれる存在なのです。

たとえば自分ひとりで美食にふけっても、たいして楽しくありません。ですが家族や子どもたち、仲の良い友人と一緒に食卓を囲めば、美味しさは何倍にもなります。他人が喜ぶ顔を見れば、自分も嬉しくなります。

自分の命は何よりも尊い。しかし、それ以上に大切なものを見つけるのが、幸福の条件というものです。

「大切なもの」とは、家族や子どもたちへの愛かもしれないし、社会的な使命を成し遂げることかもしれません。あるいは「自分という存在」が精いっぱい生きている姿を、ほかの人に見てもらえる〝達成感〟のようなものかもしれません。

その10

# 心は病気に支配されない

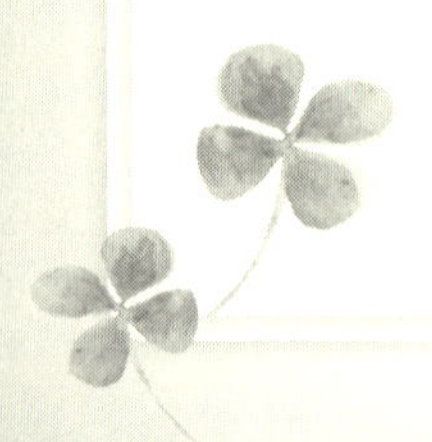

がんという病気は、生きる意味を真剣に考えさせてくれます。どう死を迎えるか、その姿を他人に伝える使命を、がんという病気が与えてくれるのではないでしょうか。

私はよく、「人はみな、人生から期待されているんですよ」と語ります。生きている限り、人はそれぞれの人生で、役割と使命を与えられたのだと、私は思います。「病気だから」とマイナス思考になっていたら、その使命をまっとうすることはできません。

こんな逸話があります。２００４年、13歳の中学2年生の少女が亡くなりました。骨肉腫というがんが全身に転移し、それが少女の命を奪ったのです。少女はその２カ月前に、小中学生の論文大会で作文を読んでいます。

「みなさん、本当の幸せって何だと思いますか？　それは今、生きているということなんです。家族や友達と当たり前のように、毎日を過ごせるということが、どれほど幸せなことか……」

彼女は、小学校6年生のときに骨肉腫が発見され、約1年半の闘病生活を送りました。その間に、一緒に病魔と闘ってきた仲間が、15人も次々と亡くなっていったのです。あまりにも厳しい現実を前に、「生き続けることがこれほど偉大なものかということを思い知らされました」と記しています。でも少女はこう続けます。

「たとえ、どんなに困難な壁にぶつかって悩んだり、苦しんだりしても、命さえあれば必ず前に進んでいけるんです」

その思いを胸に、「生きたくても生きられなかった仲間が、命をかけて教えてくれた大切なメッセージを伝えていくことが使命」だと考え、メッセージを発信していったのです。

そして亡くなる2日前、こんな言葉を残して、少女は旅立っていきました。

「私は、骨はがんに冒されていますが、心は冒されていません。心は自由で幸せです」

「心の中だけは、決して病気にも支配されない」……すごい言葉です。

「使命」とは「命を使う」という意味です。苦難に負けず、自分が精いっぱい頑張ることに、役割を果たす使命があると言えるのです。今の自分にどんなことができるのか、他者のために何ができるかを考え、その姿を見せることが「使命」というものだと思います。

人間は、自分の望むような形で生まれることはできないのです。それに比べ、死に当たっては、その方法を選択することができるのです。それは考えてみれば、とても「ありがたい」ことではないでしょうか。

死は、どんな人でも人生の最後に、たった一度だけ迎えられる経験です。せっかくの一度きりの体験なのですから、どう迎えるかを、しっかり考えていきたいものです。安らかな死は、人生のグランドフィナーレに向かって、どう歩みを進めていくかで決まるのではないでしょうか。死と向き合って、どのように死を迎えるかは、どう生きていくかと同義です。

たしかに、「余命告知」を受ければ、ほとんどの人は取り乱します。それでいいのです。人間として素直な反応なのです。

でも大事なのはそれから。死が避けられないものであるなら、それを素直に受け入れ、淡々とその瞬間までを過ごすこと。嘆いても叫んでも、それで死が回避されるわけではありません。

だから早く冷静な自分に戻って、心静かなときを過ごす。それが自分にとってもいいことであるし、周囲にもいい影響を与えるのではないでしょうか。

私は、死も「自らが選ぶ」ものではなく、「天が与えてくれるもの」と考えています。黙っていても、天がいずれ招いてくれる。それならそのときまで、心静かに時を過ごして、お迎えを待つ……そんな心境に達することができれば、死の恐怖も薄らいでいくのではないでしょうか。

その11

# がんになったら、肩書は無関係、執着は邪魔

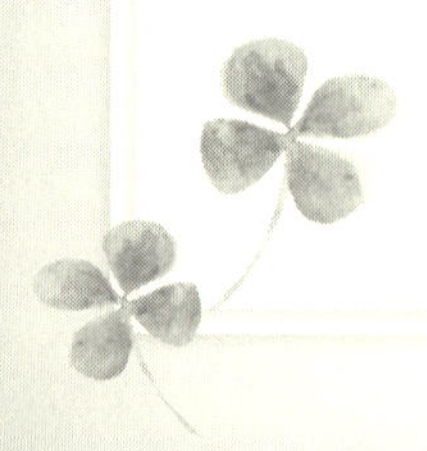

がんという病気の告知を受けると、最初は「なぜ私が……」と理不尽な思いにとらわれ、次に、「どうしたら死を免れるのか」という方法論が頭をかけめぐります。

しかし、いろいろな手を打っても死が避けられないと悟ったときから、人は「自分の人生とはいったい、何だったのか?」、そして「自分はどうやって死んでいくのか?」に思いを馳せるようになります。人生の最後に、こうした究極のテーマについて、深く静かに考えられる時間を持てる……それが、がんという病気の〝利点〟ではないかと思います。私たちは、案外、自分のことをわかっていません。自分が思い描いてきた「自分」と、客観的な評価が食い違うのはよくあることですし、逆に、自分が欠点と思ってきたことが、人からみれば長所だったりします。

そんな「本当の自分」とは何か? がんのような深刻な病気になると、「本当の自分」について考え始める人が多いのです。

健康でいるとき、私たちは社会的な役割を持ち、自分の本当の思いや感情を二の次にして生活を送ります。もしかしたら、そこでは自分が本来持つ「個性」や「意識」を隠さなければいけない社会かもしれません。

しかし、がんになると、そうした〝社会性〟はあまり意味を持たず、一人の人間として病気に立ち向かわなければならなくなります。会社のトップであろうと、偉大な政治家や学者であろうと、肩書は何の意味も持たなくなり、懸命に病気と闘う〝真摯さ〟だけが人間評価の基準となるのです。しかし、肩書が重い人ほど、「死」という現実に直面して懊悩（おうのう）する度合いが強くなるようです。このような、会社の看板に頼って生きる人たちを私は「看板かじり」と呼びます。お金があって権力を持つ人ほど、そうなったときに弱い。「看板かじり」は、看板の威光を自分の力と錯覚していますから、それがなくなったときに、余計に悲哀を感じるのです。寄って来る人に対しても、本当は看板に群がって来るだけなのに、自分の魅力に魅かれて来ると錯覚しているのです。こんなふうに、仕事だけが生きがいで、会社という〝世界〟での自分の地位が、自分のアイデンティティのほとんどを占めていた人たちは、会社での肩書をなくした途端、自分の存在を否定されたような気持ちになり、何をしたらいいか、わからなくなってしまうのです。病気になると、そんな「地位」などというものが何の役にも立たないことを痛感させられます。

がんは生き方を変えるチャンスです。そこで「看板かじり」の発想を捨ててしまいましょう。もしあなたの会社が休職扱いにしてくれるようなら、「もうこれで俺の人生は終わった」と思わず、「給料をもらって干されるのだから、こっちのほうがいい」と考える。他者の視線なんて気にしなければいいのです。

若くして結核に冒され、死と向かい合って生きた俳人、正岡子規（1867〜1902）が死の2日前まで綴った『病牀六尺（びょうしょうろくしゃく）』という随筆集があり、そこにはこんなふうに記述されています。

「悟りといふことは如何なる場合にも平気で死ぬる事かと思つて居たのは間違ひで、悟りといふ事は如何なる場合にも平気で生きて居ることであった」

子規が生きた当時、結核は不治の病でした。苦痛にあえぎながら、子規が達した境地は、「病気の境涯に処しては、病気を楽しむといふことにならなければ生きて居ても何の面白味もない」というものです。私が思うに、これは子規が自身に言い聞かせたかった言葉でしょう。「いかなる場合にも平然と生きる」なんて、私たちのような凡人には考えにくい。でも、死の直前まで、そうして生きていかなければならない。上手に、生と死の〝折り合い〟をつけていかなければならないのです。

そのためにも、私たちは未練というか、執着を少なくしていく生き方をするしかありません。お金は最低限度、生活できればいい。高望みをしないで、身の丈をわきまえた生活をする。つまり、足るを知る。

家族の笑顔を大切にする生き方を通せば、無駄な欲はなくなり、恬淡（てんたん）と生きられるようになります。それが未練を少なくする生き方というものです。

その12

死は、現世から見れば「この世とのお別れ」だが、向こうの世界から見たら「おかえりなさい」

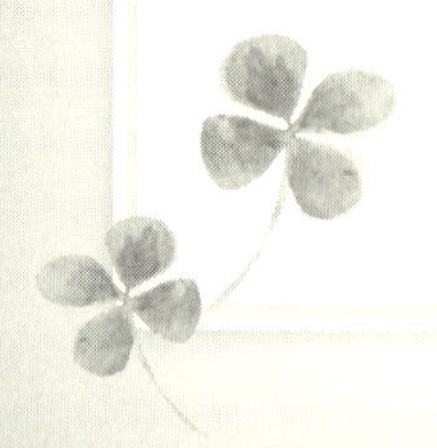

もちろん、肩書や執着を捨てるだけで死の恐怖を克服することはできないと思います。でも、日ごろからそういう精神性を保っていれば、「これも運命」と、受け入れるだけの心の余裕が生まれるのではないでしょうか。

宗教と死について考えれば、キリスト教も仏教も、あるいはどんな宗教も、究極は「死の恐怖」を取り除くための教えだといって過言ではありません。しかし、どんなに「死は怖くない」と言われても、なかなか死の恐怖が去ることはありません。

新フロイト派の心理学者で、『愛するということ』などの著書で知られるエーリッヒ・フロム（1900〜1980）は、「人は死ぬこと自体を恐れているのではなく、持っているものを失うのが怖いのだ」と述べています。

持っているものとは、人間が生まれてからこれまで、いろいろな経験を通して得てきた財産、知識、経験です。もちろん、自分自身という存在も消えてしまいます。

それを失う恐怖、それが「未練」というものでしょう。生の未練が大きければ大きいほど、怖さが強まるし、未練を少なくできれば、死の恐怖は薄らいでいくはずです。

ここでひとつご紹介したいのは、先に紹介した内村鑑三の長女・ルツ子の言葉です。ルツ子は原因不明の病にかかり、半年あまり高熱が続いたそうです。しかしその半年で信仰も深め、亡くなる3時間前に、父の鑑三は、ルツ子に洗礼を授けています。

洗礼を受けたルツ子は、歓喜の顔を浮かべ、感謝を述べたあと、「もう行きます」と言って、臨終を迎えました。数えで19歳でした。

このルツ子のエピソードは、がん哲学外来でもよくお話しします。ルツ子は、10代という若さで「現世を離れて来世に向かう」という境地に達することができたのです。このように、死後の救いや、天国を明確にイメージできれば、若くても老いていても関係なく、死もさほど怖くなくなるでしょう。

人間の死は、この現世から見れば「この世とのお別れ」ですが、向こうの世界から見たら「おかえりなさい」。キリスト教では、「この現世での使命を終えて、自分が天国に行く」という考え方に立っています。それが「召される」ということです。

しかし日本人の多くは無宗教者。必ずしもこの境地に到達できるわけではありません。ではどうすればいいのでしょうか？　私は、「欲を減らしていく」ことが大事だと考えています。「欲をなくす」のではありません。「なくせ」といってもそれは無理。時間をかけて少しずつ欲を減らしていくのです。いわば、かつての日本人の姿のように、「足るを知る」の境地に達することです。

それは、常に頭の片隅に「死」をイメージして生きることにつながります。「いつお迎えが来るかわからない」と思えば、余分なお金はいらないし、余計な物も不要になります。多くの人は、苦労して仕事をし、嫌な出来事や複雑な人間関係に惑わされながら、毎日を生きている。だから生きている間は、精いっぱい欲望を発散したい……そう思うかもしれません。気持ちはもっともです。

でもそれは、無限に欲望のままに生きていいということではありません。職場では社会人としての常識があり、家庭では親としての規範が必要です。

心の片隅に「死」を置いておくこと、それは自分の心に〝規範〟を設けることにつながります。そうすれば欲望も身の丈に合ったものになり、大きな未練を残したまま死ぬこともなくなる。等身大に生きれば未練が少なくなるので、生への執着も薄れ、恐怖も最低限で済むはずです。

「人間は死ぬまでは生き続けていられるし、死んだときには自分はいないのだから、あれこれ悩んでも仕方がない」という考え方に立つ。そうすれば、死への恐怖も薄れていくはずなのです。

できるかできないかはともかく、私もこんな気持ちで死を迎えたい。

「死」という当たり前のことを、当たり前に受け止める。古今東西、偉大な先人たちがたどってきたこんな生き方を、私自身も実践していきたいと願っています。

その13

# 病気になったことを自業自得と考えてはならない

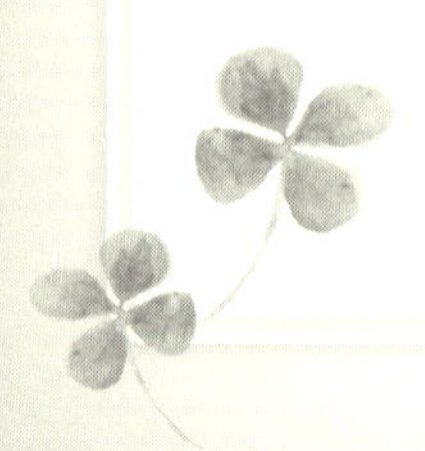

内村鑑三の友人であり、先にご紹介した同じ札幌農学校の聖書研究会の仲間でもあった新渡戸稲造（1862〜1933）は、こんな言葉を残しています。

「逆境はすべての人にある。自分の思い通りにならないことがある。この自分の思い通りにならないことには2種類ある。天の授けるものと、自分がつくり出すものである。前者は運命とされ、後者は自業自得と言われる」

天の授けるもの、すなわち自然の災害、突然の事故、家族の病気やけが、火災などは自分では予期できない不幸です。それが原因で逆境に陥ることもあります。

がんももちろん、煙草、飲酒、偏った食生活、ストレスなどといった、心あたりの要因がいくつかあったとしても、「だからがんになってしまった」と考えても仕方がありません。

もしくは、「長年、規則正しい生活をして、まじめに生きてきたつもりなのに、なぜ私が……」と不運を嘆く人が多いのですが、そう嘆いてもやはり仕方がありません。

がんに限らず、病気というものは、いくら考えても、真の原因を突き止めることはできないものです。自分から進んで病気を望む人はいません。残念ながら、病気のほうからやってくるのです。

「生・老・病・死」という言葉が示すように、死の前に病がやって来るのが、人生の自然な流れです。つまり、自業自得ではなくて、自然現象＝天から与えられたものだと考えましょう。まずは、「がんになったのは自分の責任ではない」と考えることから始めてみましょう。

そもそもがんは、現在、日本人の2人に1人がかかる病気、誰にも訪れる可能性がある病気なのです。

2人に1人なのですから、夫婦のどちらかが、兄弟の誰かが、親友と自分のどちらかが、引き受けるものだとも言えます。だから、「よりによって私が……」ではなく、「大好きなあの人の代わりに、私が天から引き受けたのだ」と考えることだって、できるはずです。

だから、決して自分を責めないこと。

自業自得と考えないこと。

むしろ、誰かの代わりに天から病を引き受けた自分を認め、自身を愛することです。

また、新渡戸稲造はこんな言葉も残しています。

「あの黒雲の後ろには、太陽が輝いている」

「海の下にも都があるという信念を持つべきである。群がる雲の陰には太陽が燦然と輝いているのだ」

そしてこんなエピソードを紹介しています。

彼がアメリカから日本に戻る途中の太平洋上で、にわかに黒雲が立ち上がり、急に暴風雨になりました。新渡戸は船に強くないので大変心配でしたが、しばらくすると再び穏やかな天候に戻りました。船の左側には相変わらず黒雲が渦巻いていましたが、右側の空を見上げれば、そこには太陽が輝いていたのです。

あまり不思議なので船長に尋ねたところ、「あの雲はわずかの間にあるのだから、少し船を方向転換すれば、なんの危険もない」と答えてくれたといいます。

このように、たとえ目の前に暗雲が漂い、波が荒れ狂っていたとしても、しばしその状況を受け入れ、耐えることができれば、その先に光満ち溢れる世界が広がっているかもしれないのです。しかし、耐えられず慌てふためいてしまうと、真の逆境に入り込んでしまうものであると、新渡戸は教えてくれます。

つまり、どんな苦境に陥っても希望を失わないでいれば、必ずまた光が差し込んでくる。

そう考えられる人間こそが、幸福になれるのです。

その14

# 幸福には、「ハッピー」と「ジョイフル」の2種類あることを知る

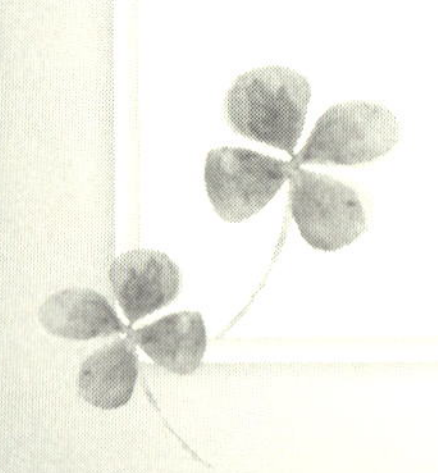

おなじみのバースデイソングの歌詞にもあるように、「幸福」には「ハッピー(Happy)」という言葉が使われますが、私が、「がん哲学外来」で語るのは「ハッピー」ではなく、「ジョイフル(Joyful)」(喜び、希望)です。「ハッピー」は「表面的な幸せ」を表す言葉で、物理的、外面的な要素に左右されることが多く、叶えられないと、とたんに「失望(アンハッピー)」に変わってしまうことが多いのです。

一方、「ジョイフル」という言葉は、物理的、外面的な要素で左右されないものを指します。「心からの喜び」、心のありよう次第で決まってくるもの、とでもいいましょうか。

自分が存在していること、社会とかかわっていること自体の喜びであり、またどんな状況でも、人のことを思いやり、行動する気高い精神によって幸せを得る喜び、それこそが「ジョイフル」です。これは、元気な人のものだけではありません。たとえ寝たきりであっても、得られる喜びです。「がん哲学外来」は、この「ジョイフル」の精神を育てるのが主眼です。

春菜さん(仮名)という患者さんがおられました。がんが進行して寝たきりになってしまいました。でも彼女はいつもにこにこしていて、お見舞いの人だけでなく、看護師さんや隣室の患者にも、抗がん剤の副作用がつらいときでも、笑顔で「ありがとうね」の言葉をかけていました。

亡くなったとき、その人柄を偲(しの)んで、みな泣きました。「もう春菜さんの笑顔が見られないのが寂しい」という看護師さんの言葉が印象的でした。

春菜さんは、けっして無理して微笑んでいたわけではありません。微笑むことで、周囲の人もつられて微笑み、自分に返ってくるわけです。そうすることで、闘病のつらさも自ずと軽減できます。これこそが、「ジョイフル」です。

これは何も病気になった人だけでなく、街中で母子の姿を見てもわかります。

いつも何か怒っているようなお母さんに連れられている子どもは表情が険しく、暗い。しかし、にこにこと幸せそうなお母さんの子どもは、表情がいきいきと輝いています。夫婦であっても、同じです。

「ジョイフル」は、自分はもちろんのこと、周囲をも幸せにする魔法のパワーを秘めているのです。

でも、間違えないでください。悲しいときに涙をこらえる必要はありません。

悲しいときは泣く、うれしいときは笑う。これがジョイフルです。

大阪の淀川(よどがわ)キリスト教病院の理事長で内科医・精神科医でもある柏木哲夫(かしわぎてつお)氏をご存

じでしょうか。終末医療の現場で2500人もの最期を看取ってこられました。その体験を通して、「人は生きたように死んでいく。まわりに感謝して生きてきた人は、スタッフに感謝しながら、死んでいく」と語っています。「生きざま」が「死にざま」に凝縮されるということです。

アランの言葉を繰り返しましょう。

人間というのは、悲しいから泣くのではなく、嬉しいから笑うのではなく、泣くから悲しくなり、笑うから楽しくなるのです。

しかし年を取ったり、病気なると、日々嬉しい出来事は少なくなり、笑える機会が減っていく。こんなときはジョイフルの気持ちで、無理にでも笑う。たとえ寝たきりの身でも、笑えば不思議と、嬉しくなります。困っている、いないにかかわらず、ともかく笑うこと。それが大切だといわれています。笑っていれば、心の中が〝微笑ましく〟なって心が和みます。反対に、悲壮感いっぱいに物事を見ていると、心が窮屈になって、正常な判断ができなくなってしまいます。自分の病状にかかわらず、笑うことが大切です。

内村鑑三もこう言っています。

「喜びの声を発すれば喜びの人となり、悲しみの声を発すれば悲しみの人となる」

その15

# がんになったから出会えた人、がんになったから得られた役割が必ずある

がんという病気自体は、決して逆境ではありません。

みな、病気を逆境のようにとらえますが、病気自体は決して逆境ではないのです。

しかし、病気の不安に負けて天を怨んだり、他人を怨んだりすると、逆境に陥ってしまいます。

「罪を他人のせいにするのは知恵が少ないからである」という新渡戸稲造の言葉もあります。たしかに、罪を他人に転嫁すれば、一時は気がまぎれるかもしれません。でも、それで病気が快方に向かうわけではないのです。

「人間万事、塞翁が馬」という有名な故事があります。

不運（禍い）だと思ったことが、まわりまわって、いつしか幸運（福）につながるという話です。禍いと思えたことが福につながるので「禍福はあざなえる縄のごとし」ともいいます。

これに関連して、新渡戸が興味深いエピソードを記しています。

彼の北海道時代、兄弟して苦学する友人がいました。２人で１灯のランプを使って勉強しているので、心配して注意したところ、友人はこう答えました。

「みんなは１人で机に向かっているが、僕たちは２人だから楽しい。ひとつのランプの下で、机をはさんで勉学を競うのは楽しいものですよ」

普通に考えれば、暗いランプですら2人で共用しなければならないのは気の毒だと思ってしまいますが、彼らはむしろ、その境遇を楽しんでいる。

我々凡人は、順境にいれば有頂天となり、逆境に陥れば、悲しんだり怨んだりします。喜びが憂いになったり、逆に憂いが喜びになったりするのだから、順境か逆境かなどは、気持ちの持ち方次第だというのです。

がんを発症したり、病気になったことは、たしかに「禍い」かもしれません。しかし、闘病生活を送り、死を考えるということは、自分の人生や家族のことを考え直し、整理するいい機会になります。

「キャンサーギフト（Cancer Gift）」という言葉を聞いたことがあるでしょうか。「がんという、命にかかわる病気になって、命のありがたさ、日々の時間の大切さ、周囲の人々の温かさがはじめて見えてくる。それは、がんという病気がくれた贈り物」という意味です。

がんになってはじめて、今までの仕事から別の場所に立って、ボランティアに励んだり、同じ境遇の人を助けるために全力を尽くす人が多くいます。中には、自分のがんをそっちのけで、他者が抱える病の問題について懸命に動き、自分のがんを忘れてしまっている人さえいます。そういう人は、異口同音にこう語るのです。

「がんになって良かったとまでは思えませんが、でも、がんになったから出会えた人や、できる仕事を見つけたことは、人生にとって大きな喜びです。私の人生は、人より短いかもしれませんが、価値のある人生だと思えます」

けっして強がっているわけではありません。

今までとは違う価値観で物事を見て、喜びを得ることができた彼らは、真の「キャンサーギフト」を受け取ったということです。

「がん哲学外来」は、何も、私ひとりで運営できているわけではありません。さまざまな準備を、多くの人との協同作業で行っているのですが、手伝ってくださるスタッフの中にも、多くのがん経験者がいます。

がんになったから、「がん哲学外来」に辿り着いた、樋野先生の話を聴くことができた、私にも何かできることがあるのならば、ぜひ手伝いたいと話してくれると、私もとてもうれしくなります。その意味では、がんという病気は、決して「逆境」などではないのです。

私は、「がんと向き合うのは、急な石段を登るようなものだ」と考えています。

急な石段を登るのはつらいものですが、登り切れば、これまでとは違った世界が広がります。つらい上り坂を耐えて登った人にしか見えない、美しい景色があるのです。

その16

# 死を敗北だととらえない

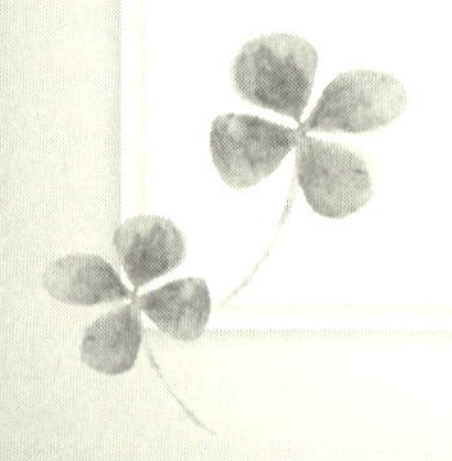

先に述べましたが、幕末の英傑・勝海舟（1823〜1899）は辞世に当たって「これでおしまい」という言葉を遺しました。

「この世でやるべきことはやった。もういいだろう」という、幕末の動乱に身を粉にして働き、徳川家と朝廷を江戸城無血開城（1868年）という形で和解させ、明治という新しい時代を作った彼なりの最期の迎え方を象徴する言葉です。こんな形で未練をなくせば、穏やかに死を迎えられるのではないでしょうか。

勝海舟は、日ごろより、「死んだ時というのはきっと、夢から覚めた時と同じようなものだろう」と話していたというエピソードもあります。

でも現代人は、こんな心境とはほど遠いところにいると感じます。

それは、現代人の多くが死を「寿命が尽きた」と考えるのではなく、病気に負けた末の〝敗北〟ととらえるからです。それにはもちろん、行き過ぎた現代医療の功罪もあるでしょう。1日、いや、1分でも長生きさせることこそが医師の使命であり、かつ最良の医療であると、多くの医師たちは大学で教わってきているのです。

まだまだ死なせないと医療側が考えれば、病が進行すればするほど無念の気持ちが強まり、「まだ死にたくない」と運命に逆らおうとしてしまうのは、現代人ゆえの感情かもしれません。

とはいえ、勝海舟自身が、本当にこんなに恬淡として死を迎えたのかどうか……実はよくわかりません。自宅の風呂で倒れて、ブランデーを一口飲んで息絶えたという記録が残っていますが……しかし彼が遺した言葉からは、「いつ、死を迎えてもいいように、毎日を懸命に生きる」姿勢が読み取れます。

死をどのようにイメージするかが、死が〝お迎えにくる〟までの時間を、どう充実させていくかにつながっていく——私はそう考えています。

ちなみに、勝海舟にはたくさんの子どもがいましたが、三男・梅太郎（うめたろう）の妻はアメリカ人宣教師の娘でクララといいました。明治8年（1875年）に来日、国際結婚をし、明治33年（1900年）に帰国するまでの彼女の日記は、『勝海舟の嫁　クララの明治日記』（中公文庫）というタイトルで出版されています。

その中で彼女はこうしたことを述べています。

「時代に困っている人を助けたのが勝海舟。彼がいたから、西郷隆盛、坂本龍馬が出てきた」

勝海舟が責任者だった神戸海軍操練所は坂本龍馬をはじめ多彩な人材を輩出しています。西郷隆盛も、勝が存在しなければ、江戸城無血開城に関わることもなく、後世、あれほど英雄視されることもなかったかもしれません。そういう意味では、「変化を求める人が集まってくる」のが勝海舟のところ。

だから私は、本書の冒頭で構想をお話しした「天国カフェ」の最高顧問を、勝海舟にお願いしたいのです。この勝海舟のほかにも、「人生の価値を決める最後の5年間」を象徴する人物がいます。私が尊敬する内村鑑三です。彼の生涯を見て私は、この考えをより強くしたのです。

内村鑑三は若い頃、勤務先を転々と変え、経済的にも困窮の極みにありました。アメリカから帰国後、旧制第一高等学校の教師をしていたとき、「教育勅語」への礼拝を十分にしなかったことが「不敬」とされ、教職を追われ、キリスト教会からも爪弾きにあってしまうのです。不幸は重なるもので、そのときに病を負い、生死の境をさまようまでになりました。

世に見捨てられた内村を献身的に看病したのが妻・かずでした。しかし内村の回復と逆行するように妻は亡くなり、内村は失意のうちに『基督信徒のなぐさめ』（1893年刊）と題する著書を著すのです。これが思想家としての内村誕生の契機になり、のちに、雑誌『聖書之研究』の発行と聖書講義に力を注ぎ、人々の敬愛を受けながら、幸福な晩年を過ごしました。

その17

# 偉人の死生観を学ぶことで心を平静に

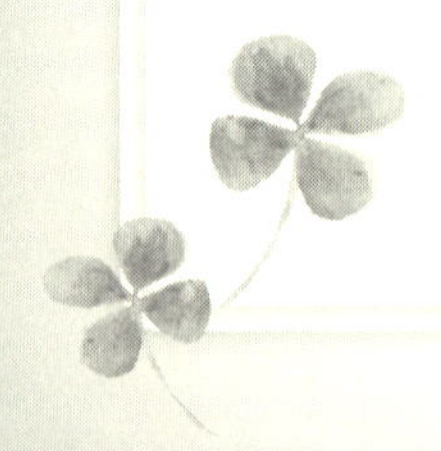

明治という時代は、多数の偉人・傑物を輩出していますが、私が見るに、明治の人格の最高峰は新渡戸稲造と内村鑑三ではないかと思います。

教育者である新渡戸は、旧制第一高等学校（現・東京大学教養学部の前身）で講義をしましたが、南原繁（1889〜1974）も矢内原忠雄（1893〜1961）も、新渡戸の授業を受けています。わかりにくい授業だったそうですが、なぜか心に残ったそうです。また、私が若い頃に習った恩師が、南原繁の東京大学法学部の教え子で、いつも生徒にこう話してくれました。

「南原先生はスケールの大きな、愛情豊かな人物だった。君たちも将来、こういう人物になれ」

それから、私は彼の著作を読むようになりました。すると南原繁の著書に「私の師は内村鑑三と新渡戸稲造」と書かれていたので、自ずとその2人の本を熱心に読むようになったのです。ちなみに南原繁の後輩は矢内原忠雄で、矢内原も内村の弟子です。

新渡戸稲造の名前はご存じでしょう。『武士道』などで有名です。彼の偉大さは、国際連盟事務次長だった時代に、ジュネーブの自宅に当時の世界トップレベルの知識人として、アインシュタインやキュリー夫人など12名を集めて「知的協力委員会」をつくり、世界の文化人・学者の協力による平和を追求したことでした。彼がつくったこの委員会は、今日のユネスコ（国際連合教育科学文化機関）に受け継がれています。現代の日本で、こんなスケールの大きなことを誰ができるでしょうか？

新渡戸稲造の『武士道』というタイトルから「古臭い精神論」をイメージする人も中にはいるかもしれませんが、国際平和を追求する精神性の高さは今でも通用するものです。困難な時代だからこそ、ぜひ読んでいただきたいものです。

実は私は以前、『われ21世紀の新渡戸とならん』（イーグレープ）という本を書きました。私が理事をつとめる恵泉女学院の創始者、河井道（みち）さんは、新渡戸の弟子の1人で、彼女は『わたしのランターン』（恵泉女学園　新教出版社）という著書の中で、「前向きで、前進的であること」を信条として掲げています。私もそれに倣って、「前向きで前進的でありたい」と願っています。そして、新渡戸稲造が東洋と西洋をつなぐ懸け橋になることを願ったように、医療とがん患者をつなぐ懸け橋を築くことが、私の使命だと思いを新たにしています。

新渡戸稲造は人生を織物にたとえるのが好きな人でした。青年が志を立てるのを「糸」と表現し、経糸（たていと）と緯糸（よこいと）を交えながら、毎日一本ずつ織るように志を継続していけば、やがて立派な織物ができあがる、としています。

それに倣うわけではありませんが、私の思想を織物にたとえれば、経糸が内村鑑三で、緯糸が新渡戸稲造ということができます。内村鑑三は、人物評価がまちまちです。若いときは辛酸をなめ、生活にも困窮しました。しかし晩年の5年間はとても幸福だったそうです。内村の魅力は、生きるうえでの機軸がしっかりしていること。どんなときでも〝ブレ〟ないのです。だから時代を超えて評価され、尊敬する人も多い。

「後世に遺すべき物は、お金、事業、思想もあるが、誰にでもできる最大遺物とは、勇ましい高尚なる生涯である」

という彼が遺した言葉を私は座右の銘にしています。

「勇ましい高尚なる生涯」とは究極、「人間としての品性の完成」です。「お金や事業を残すのが悪い」とは彼は言っていません。でも、あの世にはそれはもっていけない。それ以上に、誰でもできるのは「人間としての品性の完成」です。これは、お金があろうがなかろうが、誰にでもできる。よきことをなすために誠実に生きた生涯そのものが、後世に遺せる最高のもので、人はみな、そのように生きるべきだと言っているのです。

努力を重ねて成功を手に入れた人は称賛されるべきです、でも、努力しても報われずにいる人も多いのです。そうした人たちの生涯も、誠実に生きたのであれば、それもまた立派な生涯と言えるのです。

その18

# 人生の目的は、長生きすることではなく品性の完成にある

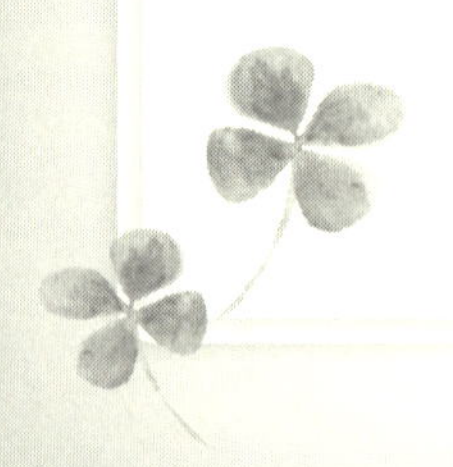

そして内村鑑三は、「高尚な生涯」を送るために、辿るべき道についてもこのように語っています。

「人生にとって一番の幸福とは何か。それは自分の天職を知って、これを実行に移すことである」

「誠実に由りて得たる信用は、最大の財産なり」

この精神を徹底すれば、やがて「自身の品性の完成」に至るというのが内村の考え方です。「人生の目的は品性の完成にあり」の言葉のように、誠実に生きることがこの世に生まれたうえでの使命であり、また後世の模範となるべきもののようです。

一方の新渡戸稲造も、「勇ましい高尚なる生涯」を旨としていました。

新渡戸稲造は満州事変（1931年）が起こった後、渡米して日米開戦を防ぐために手を尽くそうとしました。それがいかに徒労に終わろうが、自分の使命を果たそうとしたわけです。無駄かと思いつつ、やり抜く覚悟を決めて実践する……そんな偉大なる生涯をまっとうした人物だと言えます。

実は「勇ましい高尚なる生涯」とは、札幌農学校のクラーク博士（1826〜1886）の精神を受け継いだ言葉です。内村と新渡戸は、ここの同期生なのです。

明治9年（1876年）に札幌に農学校が設立されたとき、クラーク博士は学生たちに「飲酒、喫煙、賭博」の三つを禁止する誓いを立てさせました。誓いの文を読ませ、保証人まで用意する厳格なものだったそうです。この誓いは在学期間だけ適用されるものですが、若い時期に、なんであれ厳格な規律を守る習慣をつけることが、生涯にわたる生き方の規範になるという考え方が根本にあり、クラーク博士から受けたこの薫陶が、「人生の目的は品性の完成にあり」「勇ましい高尚なる生涯」につながっていったのではないかと、私は思います。

とはいえ、2人は相反する性格だったようで、内村は敵が多い人物。反対に新渡戸は性格温厚。内村のほうが一直線に仕事をし、新渡戸は幅広く人と渡り合う。でもお互いに人間として尊敬し、影響し合っていました。だから私は、内村は経糸（たていと）、新渡戸は緯糸（よこいと）というのです。

新島襄（１８４３〜１８９０）は、同志社大学の創設者として有名です。江戸末期にアメリカに密航し、苦学して神学を修めました。帰国後、同志社を起こし、教育とキリスト教伝道に尽力しました。明治23年、47歳という若さで亡くなりますが、墓碑銘は勝海舟の筆になります。「天を怨まず、人を咎めず」が辞世の句とされています。

南原繁、矢内原は、内村、新渡戸に比べれば、生きていた時代が今に近いので、まだ歴史上の評価は定まっていません。でもその思想が、これから注目されるはずの人たちだと考えています。

南原繁の言葉に次のようなものがあります。

「理想は一人の青年の夢想ではなく、また単なる抽象的観念でもなく、われわれの生活を貫いて、いかなる日常の行動にも必ず現実の力となって働くものである」

毎日の生活の基礎を固めていなければ、いかなる理想も絵空事に過ぎないということだと、私は解釈しています。

また矢内原忠雄の残した言葉の中で、私が好きな言葉も合わせてご紹介しましょう。

「諸君よ、正義を守る人物を社会は常に要求する。おのが生命を惜しむことなかれ。世の栄華を求むることなかれ。人生は短く、学問は長い」

もう1人、吉田富三は財団法人癌研究会癌研究所所長などをつとめた人で、ラットの腹水癌である吉田肉腫の発見などで、がん研究に新たな扉を開いた方です。私は実際にお会いしておりませんが、あることが発端で彼の生誕百年記念の事務局を担当しました。

このように、なぜか私は著名人の「生誕係」をつとめることが多く、2000年にはのちの検事総長・原田明夫氏と一緒に、新渡戸稲造の「武士道百周年」記念式典もやりました。こうした経験が、やがて「がん哲学外来」につながっていったのです。

その19

# 世の中に、無神経ほど強いものはない

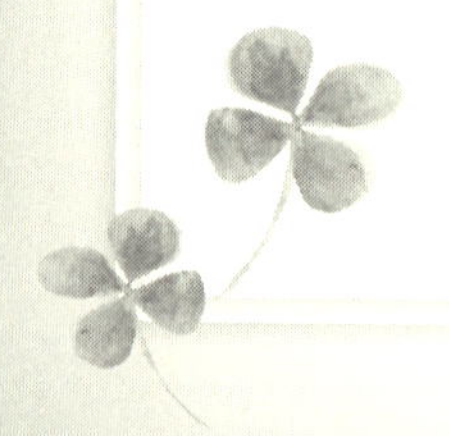

「行いは己のもの。批判は他人のもの。知ったことではない」

という言葉も勝海舟は遺していますが、実はこれ、福沢諭吉が彼を批判したときにつぶやいた言葉のようです。ご存じのように勝海舟は幕臣で海軍奉行。坂本龍馬などを維新の世に送り出し、維新達成後は明治政府のために尽くします。もって生まれた才能を埋もれさせてしまうのはもったいないと、明治政府の要人が考えたからで、そこで彼は伯爵の位を授けられます。

福沢はこれを「往生際が悪い」と批判したらしいのです。「旧幕臣の潔さを捨てて、新政府で栄達をはかるのはけしからん」と。でも勝海舟は、そんな批判はどこ吹く風。「言いたい奴には言わせとけ」という態度。こうした恬淡とした生き方は、実はがん患者にも当てはまるのではないかと、私は考えています。

また「世の中に無神経ほど強いものはない」と語っています。

「人の一生には炎の時と灰の時があり、灰の時は何をやっても上手くいかない。そんな時には何もやらぬのが一番いい」とも語っています。

「がん告知」を受けた時期は「灰の時」と言えるかもしれません。

そんな心境のときに、いろいろなことを考えても仕方ない。むしろ、悪いことしか考えないのではないか……勝海舟の言葉は、そう解釈できるのではないでしょうか。

私自身よく、「がん哲学外来などをしていて、ご自身の死に方について考えますか？」などと訊かれますが、実は特別、死に方を考えたことはありません。黙っていても必ずお迎えは来るのだから、それまでは「無頓着でいよう」というのが私の姿勢。そう、勝海舟が言う「世の中に無神経ほど強いものはない」のです。

自分が生きることとは、自分自身で切り開くことができます。しかし、死に関しては、自分ではどうにもならない。死も病気も、結局、自分ではコントロールできないもの。それなのに、それに一喜一憂していても仕方がない。ならば、これまでのやり方やこだわりを捨てて、価値観を思い切って転換してしまいましょう。従来の価値観を手放して、「ああ、あれもいいな」「これもいいんじゃない」と、新しいものを先入観なしに見直してみるのです。これが「心の断捨離」です。病気のときこそ、身軽になるチャンスです。そうすると、とっても気持ちが楽になるでしょう。

「やるだけのことはやって、後のことは心の中で、そっと心配しておればよいではないか。どうせ、なるようにしかならないよ」

という勝海舟の言葉の通りです。人間は明日を憂えますが、動物は迷わない。それに学ぶべきです。自分の力でコントロールできないことは、世の中にたくさんあります。むしろ、コントロールできることのほうがごくわずかです。

アメリカの神学者ラインホルド・ニーバー（1892〜1971）は「ニーバーの祈り」の中で、勇気と冷静と知恵を尊ぶことを述べています。日本では「平静の祈り」「静穏の祈り」とも呼称されるものです。次頁に全文をご紹介しています。

自分で変えられるものは勇気をもって変えるべき、でも変えられないものは、冷静に受け止める。大事なのは、「変えられるか、変えられないか」を見極める知恵を持つこと。そうすればいたずらに心が乱されることなく、生にも死にも「無頓着」でいられるのではないか、それが私の心構えです。

ただ唯一、最後の瞬間に「ありがとう」の言葉を遺して逝きたいという思いだけは持っています。とくに伴侶や家族は、どんなに献身的に看病したとしても、どこかで「もっともっとできたはずなのに」「あれもしてあげればよかった……」という気持ちが残るものです。「ありがとう」の言葉は、そんな後悔の念を振り払う魔法の一言です。

「ありがとう」は、国境を越え、宗教を越えて、家族を失って悲しみにひたる人たちに、再生の希望を与える言葉。人生の最期を迎えるときには、その言葉を大切にしながら逝きたいと思っています。

## The Serenity Prayer

## ニーバーの祈り

大木英夫　訳

O God, give us
serenity to accept what cannot be changed,
courage to change what should be changed,
and wisdom to distinguish the one from.
The other.

神よ、
変えることのできるものについて、
それを変えるだけの勇気をわれらに与えたまえ。
変えることのできないものについては、
それを受けいれるだけの冷静さを与えたまえ。
そして、
変えることのできるものと、
変えることのできないものとを、
識別する知恵を与えたまえ。

その20

# 明日、この世を去るとしても、今日この花に水をやる

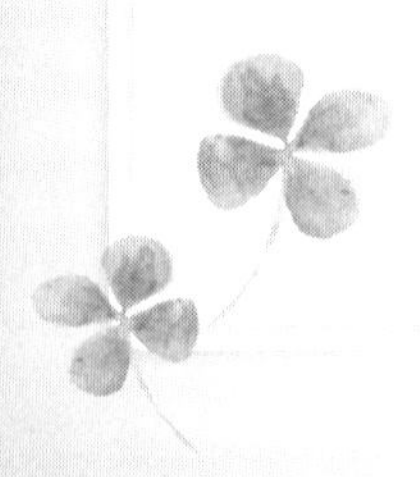

実は私は時折、天国から、地上に残してきた人たちの活動ぶりをじっと眺めている自分の姿を想像します。すると「死もまたよし」と思えてくることもあります。

「人間は住み方が大切」と新渡戸稲造は言っています。「向上心を忘れるな」ということです。これを私はがん患者に捧げたい。今はがんという病気に冒されて苦しんでいても、いつかは「空の上から地上を見る」といった、きちんとした機軸を持ち、それに向かっていく気持ちを忘れないでいただきたいものです。

そしてやがて天国カフェのお茶汲み係のひとりとして、人生論を傾聴し、議論を闘わせるのも一興だとは思いませんか。

私は病理学者ですから、若い頃よりずっと病理解剖を行ってきました。いわば、人の人生を反対から見ていたことになるわけです。

どんな偉い人でも金持ちでも、死んでしまえば同じ冷たい骸（むくろ）になるわけですから、虚しさからのスタートです。でも、「しょせん、人間なんてそんなものさ」と、単なるニヒリズムに行き着いてしまっては、人生が本当に無意味なものになってしまいます。

そんな経験の中で、私は「自分の命より大切なものがあると、人は救われる」と考えるようになりました。

マルティン・ルターの言葉にとても有名なものがあります。

「もし明日世界が終わるとしても、

私は今日もリンゴの木を植えるでしょう」

“Even if I knew that tomorrow the world would go to pieces,

I would still plant my apple tree.”

私はそれをもじって、「明日、この世を去るとしても、今日この花に水をやる」ことを旨としていて、患者にもこの言葉を贈ります。

新渡戸稲造は無駄と知りつつ、日米開戦を防ぐために手を尽くしたと、前に述べました。無駄とわかっていても、そこに意義を見出す、その覚悟があるかどうかで、人間の価値が決まります。誰も何も言わないけれど、人間はみな、使命を与えられてこの世に生を受けてきたはずです。それを達成するために、どんな状況であれ生きる希望を見失わず、品性の完成を目指して生きていくこと――それが、最良の人生であると私は信じています。

迫りくる死に平然と立ち向かうには精神の鍛錬が必要です。本当は、その鍛錬とは若いうちから「良い先生に出会う」「良き友に出会う」「良き読書に出会う」です。

しかし「元気なうちならともかく、闘病生活で良き先生になんて巡り会えませんよ」という意見もあります。でも「山川草木、皆我が師」という釈迦の言葉もあるじゃないですか。世の中の動き、これまで出会った人、先生を探す気さえあれば、どんなことでも先生になります。

良き友にしても、長年生きてきた中には、心から話し合える人が少なからずいるはずです。誰が、そんな〝良き友〟なのか、じっくり探してみるのもいいと思います。

でもどうしても見つからなければ、良き本を探すこと。良き先生や良き友の場合は相手が必要ですが、読書は自分ひとりでもできます。

しかし、読んだだけで終わってはいけません。「読んだことを人前で話せるようにする」ことが大切です。ただ読んでいるだけでは、深い内容まで辿り着きません。それを咀嚼して誰かに話してみる。家族でもいいのですが、できれば訪ねてくれた友人に話す。相手が興味を持ってくれれば、ひとしきり読書談義に花を咲かせる。すると、これまで以上に良き友になってくれるかもしれません。

「真の勇気とは、猪突猛進ではなく、しっかりと立ち上がり周囲を見回して、いま成すことを見出すことができるかである」と、新渡戸稲造も言葉を残しています。

その21

# 死を見せるということは、愛する人にできる最後のプレゼント

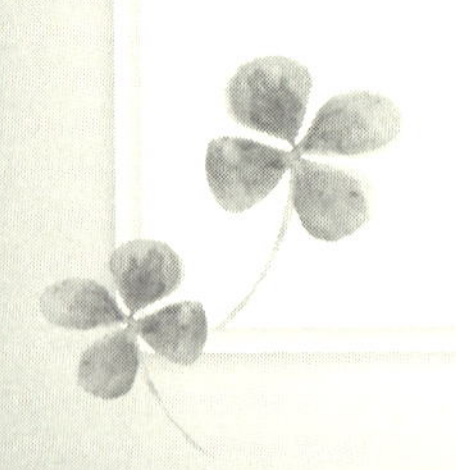

毎日忙しそうに動いていて、一見充実した人生を送っているように見えていても、実は明確な指針を持てず、周囲に流されるままに生きてしまっている人がいます。

それは日々の生活をきちんと、人間らしく送れていないからです。

がん患者も同じです。毎日の生活を充実させないと、がんと闘うことはできません。病気を克服するには、まず〝足元〟を固めることが大事なのではないでしょうか。

北の空に明るく輝く北極星があります。北極星は動きません。

旅人はみな、北極星を目印にしますが、それは手に届かない。手の届かないものを指針にしようとするのは、意味がないように思えます。

それより、自分の足元を照らす懐中電灯を持つべきです。懐中電灯があれば、自分の足元を見ることができ、行くべき方向が見えてきます。

自分の足元をまずは照らす。そのうえで、北極星の方向を目指す。

何を指針に持つかが、人間の最後の生き方に反映される。

「病気が治る・治らない」というよりは、最後の瞬間まで、病気に向かって真摯に生きることです。天から与えられた役割、使命をまっとうすること。その役割が、なかなか見出せないから、人間は悩むのです。

「名誉は境遇から生じるものではなく、それぞれが自己の役割をまっとうにつとめることにある」というのが新渡戸稲造の言葉。

その「役割」の中には、自分の生きざま、死にざまを人に見せていくことも含まれます。この世に生まれてきたことそれ自体が奇跡。自分の人生はプレゼント。後に残った人に、何を伝えていくか、です。

新渡戸は、こう続けます。

「ということに気づいているのは、ごくわずかの高徳の人々だけである」

それに気づいていない人が多いということです。

もしあなたにお子さんがいて、親である自分が、病に苦悩しながら死んでいったら、子どもとしてとても悲しいはずです。

もちろん、恬淡と病に向かい、従容(しょうよう)として死を受け入れるのは、なかなかできにくい。でも、いったん死ということから離れて「無頓着」に過ごし、安らかに逝ったとしたら、子どもたちも安心するでしょう。そしてきっと、そんな親を誇りに思うでしょう。

人間の死は、残された人に対する最後のプレゼント。プレゼントをして去っていく。そういう死が美しいと、私は思います。

あるおじいちゃんが、死に当たって、孫たちに素敵なプレゼントを残しました。それは、内村鑑三の著書でしたが、これでなくてもかまわない。物でもいいですが、風貌でも笑顔でもいいのです。

このおじいちゃんは、実は苦しい闘病生活でした。孫が面会に来たときには、苦しい顔を見せてもかまわない。格好をつけず、率直に見せたほうがいいのです。

反対に、孫の前では苦しくても笑って、「いいおじいちゃん」を演じる人もいます。どちらがいいとも言えません。その人の人間性によるし、関係性によります。

でも、最後に「私はもう逝くけど、今までありがとうね」という言葉をかけたらいかがでしょうか。

お孫さんはその言葉を、おそらく一生、忘れないでしょう。時々、空を見上げて、天国のおじいちゃんに語りかけるに違いありません。

# 第3章

# 寄り添う心とは何か

## ●悩んだときに自由に行ける場所

私が提唱している「がん哲学外来」は、「がん」と「哲学」と「外来」の3つをドッキングさせたものです。

がん患者は通院しようとしても、時間がかかることがあります。数時間かけてバスや電車などを乗り継いでやっと病院に到着。待合室で待たされた挙句、数分の診療時間で終わってしまうのが現状。考えてみれば大変な労苦です。

しかもそんなわずかな時間では、患者は医師と対話する時間が持てるはずもありません。そこで、私は医療現場と患者の間にある「隙間」を埋めるべく、がん患者と対話するための外来を設けました。それが「がん哲学外来」です。

そして「隙間」を埋める活動を担う人材の育成と活動を推進するために、2011年には「がん哲学市民学会」が設立され、コーディネーター養成講座も立ち上がりました。こうして市民の手で「がん哲学外来」は対話の場である「メディカル・カフェ」という形で全国に広がっています。

なぜ、私が「がん哲学外来」を始めたのか、その原点には私の生まれ故郷の体験があります。私が生まれ育ったのは、島根県大社町の鵜峠（うど）という日本海に面した小さな村です。現在住んでいる戸数は約30軒しかありません。

当時から大半の人は、生活の糧を得るために都会へ出て行きました。夏になると、みんな戻ってきて、集落は一時的ににぎやかになります。ところが、8月のお盆を過ぎると、1人去り、2人去りと次々と人々が去って行き、急に寂しくなります。そんな中で、村の子どもたちが浜で遊んでいると、夕涼みがてらにお年寄りが子どもたちを遠くから見守っています。

にぎやかなときは、お年寄りが見守ってくれていることに気がつかないけれど、人が去って行ったあとで、そのことに気がつく。これが「がん哲学外来」の原点です。

がん患者は、親しかった家族や友人が離れて行ってしまう寂しさを味わっています。でも、自分の存在を認めて見守ってくれている人がいるというのは、心強いものです。幼い頃の私たち子どもを見守ってくれたお年寄りのように、私も「がん哲学外来」を通して、がん患者とつながることができればと思っています。

小さな村ですから、そこには医師がいませんでした。私は体の弱い子どもでしたから、しょっちゅう熱を出しては母親に背負われて峠を越え、隣の村の診療所に通っていました。3歳にして、「将来は医師になる」と決めたのが、私の人生の原点です。

とはいえ、「がん哲学外来はよく9年間も続いたな」というのが実感です。「継続させていくのはさぞ大変でしょう」とよく言われましたが、「やれるだけやろう」と思って、ここまで来ました。

「がん哲学外来」は、大学などの立派な設備が必要なものではありません。「ゴミの中で輝くような」ものでいいと考えています。

もともと「がん哲学」という言葉は、私が若い頃から敬愛してやまない2人の人物、南原繁氏の「政治哲学」と、吉田富三氏の「がん学」という言葉を合わせた造語でした。若い頃から独学で南原繁の「政治哲学」を学んでいた私は、医師になり、癌研究会癌研究所に入ったのですが、そこで大きな出会いがありました。日本を代表するがん病理研究者の吉田富三のお弟子さんである菅野晴夫先生とお目にかかったのです。そこから「がん学」を学ぶようになりました。その後、この両者を合体させたかのようなコンセプトで「がん哲学外来」がスタートしたのです。残念ながら菅野先生は2016年の秋、逝去されました。91歳でした。

こんな〝冗談っぽい〟名前の外来に患者は来ないだろうとのんびり構えていたわけです。ところが、蓋を開けたら多数の予約が入り、キャンセル待ちも出るほどで、反響の大きさに私自身が驚いたほどです。

そして今、私は、故郷の過疎地を逆手に空き家を利用し、在宅医療や看取りを可能にする「メディカル・ヴィレッジ」へと生まれ変わらせようとしています。

私が種を蒔いたメディカル・カフェも、そこに行けば誰かが温かく見守ってくれている、そんな場所でありたい。そして、がん患者の身近に、もっともっと数多くできることを願っています。菅野先生は私に、「これは、自分の恩師、吉田富三の言葉であるが」と、こんな言葉を教えてくれました。

「30代は、人に言われたことをがむしゃらに行い、40代で、自分の好きなことに専念し、50代で人の面倒を見るように。60代になっても、自分のことしか考えていないなら、恥と思え」

## ●家族にも見えにくい患者の心の中

私は病理学者ですから、臨床医と比して時間に余裕があります。

「がん哲学外来なんて、そんな医療機関でないところが長続きするはずがない」と心配され、半ば呆れられながら、大勢のがん患者やその家族と対話してきました。

誰でも、明日にでも告知される可能性がある「がん」。
自分がその立場になったら、何をどう考えればよいのか。

そして、家族や友人ががん患者になったら、どう支えてあげればよいのか、それを考えることがスタートでした。

がんに限らず、病人というものは孤独な存在です。患者本人が内心、何を考えているのか、家族もよくわかっていません。夫婦、親子でも遠慮があって本音を言えず、お互いの本心を知らずにいることが多いのです。

「がん哲学外来」といっても、何も難しいことをやっているわけではなく、「どういうきっかけで来られました？」「どうしました？」と質問しながら、いろいろと話を聞く。要するに、「がん哲学外来」というのは、がん患者と対話するということです。

日本のがん相談機関というと、電話相談を含めて、情報提供と傾聴に徹することが多いようです。でも、それだけでは人間は足りないということを感じます。対話をすることで言葉が患者の心にしみこんでいき、1人になっても安心できる。そういう基軸が必要です。

患者には、言いたいことがたくさんあるはずです。

悩みを聞いてもらって、気分がリフレッシュされれば、心にかかった靄(もや)が晴れてくる。「聞き上手」な人がいることは、ある種の救いを与えます。

でも患者本人の立場に立つと、聞いてもらっただけで根本から問題を解決できたわけではありません。解消はできても、解決は遠いのです。

治療が終わって無事退院できても、ある程度の時間が経てば、再び不安でいっぱいになるのが人間です。また同じようなことに悩み、同じ苦しみを味わうのです。

苦悩はつきません。でも解消する方法はあります。

それは「自分で考えを組み立てること」。

いくら人の意見を聞いても、人に話しても、それはヒントでしかありません。答えを見つけるためには、自分で考え、行く方向を組み立てるしかないのです。自分の頭で考え、進むべき方向を模索することが、真の解決策につながり、自分自身が納得できる道です。「がん哲学外来」は、そんなときのお手伝いをします。

そこには、がん患者本人が1人で来ることもあるし、家族連れ、あるいは家族のみで来られる方など、さまざまです。

がんという病気は、慢性病です。手術や治療で一時的に健康を回復しても、転移や再発の可能性があり、長期的な体と心のケアが必要です。

家族や友人など身近な人間は、最初は同情し、労ってあげよう、勇気づけようとします。患者本人も、最初はがんを治そうと、つらい治療でも頑張ります。ところが、日が経つにつれ、状況がどんどん変わってきて、本当に治るのだろうか？　今やっていることは無意味なのではないか？　と患者の悩みが深まっていきます。

## ●透明なガラスに隔てられた疎外感

「がん哲学外来」を通じて感じたのは、がん患者の悩みは大きく三つに分けられるということです。ひとつは死への恐怖や不安、もうひとつが家族や職場の人間関係、そして三つめが仕事を失うなどの社会的な疎外感です。

以前、エッセイストの岸本葉子さんから聞いた話です。

彼女もがんの経験者で、治療が一段落してから再発の可能性を考えて不安になりました。「私ががんという病気になったのはどうしてなのだろうか？」と、悩んだこともあったそうです。

「友人が私を励まそうとして、『人間は死亡率１００パーセントだから、私だって明日死ぬかもしれない』と言ってくれました。私は『そうね』とニコニコしていましたが、内心では別の言葉を思い浮かべていました」というのです。

「別の言葉」とは、ある哲学者が話したことで、「全員が片道の航空券を持っているのに、私はすでにトランジットルームに入ってしまった」というものだそうです。

そのとき岸本さんは「透明なガラス1枚に隔てられた疎外感を感じた」と話しておられました。それが健康な人とがん患者の間にある、微妙な距離感なのです。

がん患者はとても敏感になっていますから、周囲の人の些細な言動に傷ついたり、落ち込んだりします。周囲の方には悪意はありません。しかし何事も、「体験者」と「体験してない人」では、ものの見方も、考え方も、結論の出し方も違います。もしあなたが友人のがん患者をなぐさめる場合でも、同じような言葉をかけるはずです。

親身になってがん患者の力になりたいと思うなら、まず、こんな〝疎外感〟に気づくことが必要。そのためにも、メディカル・カフェで実際にがん患者と、身近に接してほしいと思うからです。

## ●夫の冷たさと妻のおせっかいに悩む

家族の人間関係の悩みでよく見られるのは、「夫の冷たさ」に苦しむ妻と、「妻のよけいなおせっかい」に悩む夫という構図です。

「夫の冷たさ」は、日本人の夫婦関係によくある現象で、これまで家庭のことを一切、妻に頼っていた夫が、妻のがん発症を契機に、態度が変わるのです。

これには二つのパターンがあります。ひとつは家事が満足にできなくなった妻に対して、内心では不満を抱いているケース。もちろん夫も、がんになった妻を労わりたいという気持ちはあります。

しかし、これまで家庭のことは妻にまかせっきりで、自分の下着がどこにあるかもわからない。食事などの支度もできない。お茶一杯淹れられない。それなのに頼りにしていた妻がダウンしてしまったため、知らず知らずに鬱憤を溜め込み、冷たい態度で妻に接してしまうのです。

あるいは、がんになった妻が毎日、「つらい」「苦しい」と嘆くので、それを本能的に拒否してしまう場合もあります。妻の悩みを理解してあげたいという気持ちはあっても、暗い雰囲気の我が家では心身が休まりません。「俺だってつらいよ」とつい口に出してしまい、妻の顰蹙を買う。そこで仕事を口実に帰宅が遅くなり、妻は孤独感を募らせます。このように、夫のふるまいが、がんの妻が抱える悩みを増幅させることが多いのです。

もうひとつのパターンは、「過去の夫の冷たさ」が尾を引いているケース。

日本人の男性は感情表現が下手で照れもあるから、気持ちはあっても言動が伴わないことが多く、妻は夫の〝冷たさ〟を当たり前に接してきたという例が多いのです。

こんなとき、夫ががんを発症した妻を気遣っても、妻はどこかよそよそしい態度を取るようです。「大丈夫か？」と声をかけても、「私のことはほっといて」と冷たく突き放されてしまう。「なんで？」と問いただすと、「あなたは私のことを何もわかっていないくせに」と詰問されることもあります。

妻が冷淡になった背景には、「夫はこれまで自分に冷たかったのに、がんという病気になった途端、急に態度を変えて、優しい素振りをするなんて」と、夫に対する不信感がふくらんできたからです。

日本の男性の多くは仕事に没頭するあまり、家庭や妻を顧みる余裕がない人が多い。家庭内のことは些末なことだと考えてしまう。でも妻は家庭内で、子どもの教育、親の老後、自分や夫の健康問題、金銭のやりくりなど、いろいろな悩みを抱えています。相談にのってもらいたくても「仕事で疲れているから」とか「家庭のことはおまえにまかせてあるだろ」などと突き放されてしまう。

それなのに、がんになった途端、「映画を観に行こう」「旅行に行こう」と優しい言葉で誘われても、「じゃあ、今までは何だったの？」と、かえって不信感を募らせてしまうのです。

あなたに、心当たりはないでしょうか？

一方で、夫に対する妻の「よけいなおせっかい」も目立ちます。がんになった夫は、状況を客観的に把握し、気持ちの整理をつけようとしているのに、妻のほうが心配して、あれこれと口出しするのです。

たとえば、旦那さんががんになると、だいたい奥さんは、体力をつけるためにバランスの良い栄養食を作るようになります。さらに、テレビや雑誌、あるいはクチコミで「これがいい」「あれがいい」と見聞きすると、「これしなさい」「あれしなさい」と口うるさくなる。それでなくとも食欲がないところに、野菜ジュースや今まで食べたこともない玄米食をせっせと拵（こしら）える。「がんに効く健康法」や「がんを治す民間療法」などを押し付けるケースです。

それは旦那さんの体を気づかっての心遣いからです。最初は「ありがたい」と思っても、あまりしつこく言われるとかえって苦痛になって、「うるさいな、俺の体なんだから放っておいてくれ」となる。

「俺の気持ちも考えろ！　と怒鳴りたくなってしまいます」と、辟易（へきえき）した表情で語るご主人もおられました。

## ●相手を気遣っているのに、なぜ気持ちがすれ違うのか？

ある年配の男性から、こんな話を聞きました。

「家内にがんが見つかったときは末期で、すでに手遅れでした。でも私はあきらめてはいけないと思い、『絶対に治るから、もっといい治療法を見つけるから……』と励まし続けたんです。自分なりにがんという病気や治療法について調べ、病院に問い合わせたり、民間療法も研究しました。そうやって妻を懸命に支えたつもりでした。でも、後でわかったのですが、それが妻の大きな負担になっていたようです」

奥さんはご主人の献身ぶりに感謝し、毎日明るく振る舞い、弱音も吐かずにがんと闘っていたのですが、本当は遠慮なく弱音を吐きたかったようなのです。

奥さんの死後、ご主人はそのことを耳にしたそうです。

「末期がんで、さぞかし痛みもひどかったと思います。妻はそんなことを訴えなかったのですが、本当は、痛いときは痛いと言いたかったそうです。でも私があまりに必死なもので、悪いと思ったのでしょうね。不安を口に出せず、懸命に耐えていたということを、後になって知りました。もっとわかってあげればよかった。かわいそうなことをしました」

このご主人こそお気の毒です。

妻のことを思って頑張っていたつもりが、逆に妻に負担をかけてしまった。しかも、そのことを後になって知った……。妻の真の気持ちに思いが至らなかったことには、悔いが残るでしょう。

でも、夫が妻を大切に考えていたことはわかります。妻にとっては迷惑である半面、うれしいことだったに違いありません。そしてそれ以上に、妻が夫の気持ちを受け入れていたこと。それが夫にとっても宝物になるはずです。

## ●「頑張れ」が大きな負担になることもある

がんの治療は苦しいものです。副作用の苦しさもあるし、痛みも伴います。でもその苦しみは、他の誰かが代わってあげるわけにはいきません。伴侶も家族も、あるいは友人も「頑張って」と励ますしかないのです。

励まされて、「まだまだ頑張ろう」と勇気が湧いてくる場合もあるでしょう。でも、この激励の言葉が、かえって患者の負担を強める場合もあるのです。

「心配して激励してくれるのは、とてもありがたいのです。しかし私はもう十分に頑張ってきました。もうこれ以上、どうすればいいのか……」

という声も聞きました。

「頑張って」と励ましてくれる家族に対して、「もう頑張りたくない」とは言えない。しかし心の中では「十分頑張ってきたのに、まだまだやらなければならないの？」と落胆してしまうのです。

家族は、「どんな状況でも、とにかく生きていてほしい。治ってほしい」と思います。「もしかしたら」という奇跡が起こるのを願っています。

でも患者本人にしてみれば、「もう行きます」と思っているかもしれない。「やるだけやったのだから、あとは家族と静かに過ごしたい」と願っているかもしれません。もしそうであるなら、治療にエネルギーを注がず、どこかの良きタイミングでギアチェンジをすることで、最後の最後まで、その人らしい意義ある時間の過ごし方を考えてあげてほしいのです。

本人と家族において、こんなすれ違いのケースが、案外に多いのです。

しかも残念なことに、ほとんどの家族がこれに気づいていない。

患者とのすれ違いをなくすのは、相手の表情や反応、言葉をよく観察することです。そして「何か違うな」と感じたら、「どんな希望でも聞くから、本当の気持ちを教えてくれない？」と尋ねてみることです。そうすれば患者の心の奥底に辿り着くことができます。相手にサービスしたいという気持ちから、とかく「映画に行こう」「食事に行こう」「旅行に行こう」などと誘ったりするケースが多いようですが、こんな誘いかけは状況をよく把握してからにしてください。場合によっては、相手の体調や心情も考えない、単なる「余計なおせっかい」になりかねず、神経を逆撫でしてしまいます。

患者自身が「自分が何を思い、何をしてほしいと思っているのか」、相手にきちんと伝えることも大事です。

そこで私は「言葉は交わさなくてもいいから、できるだけ同じ空間に30分、いるようにしてください」と提案します。たいていの家庭では、食事が終われば居間で団欒するでしょう。そこで同じ時間を一緒に過ごす。テレビを見ながらでも構いません。とくに話をしなくてもいいのです。時々、相手の姿を目で追って、そしてその時間を、少しずつ伸ばしていく。やがて、お互いの存在がしっくりしてくるでしょう。それが家族間の理解と信頼ということです。

今まで家族団欒の習慣がなかったのに急に同じ空間で過ごすなんて、最初は気まずく感じるかもしれません。女性は意外に平気なようですが、男性は息苦しさを感じるようです。でも我慢して繰り返しているうちに、いつしかお互いの姿を無意識に追うようになっていきます。

実際に「がん哲学外来」に訪ねてこられたご夫婦にそうすすめたら、途端に夫が「すまない」といった表情を浮かべ、奥さんは素直にその表情を受け入れました。伴侶ががんを患ったことで、お互いの人生を見直し、新たな家族関係を築くきっかけができたのです。

私はこの瞬間、「がん哲学外来」という「よけいなおせっかい」が「偉大なるおせっかい」に変わったなと確信するのです。

## ●できる範囲で無理をせず、長い目でケアを

ところが、「沈黙は金なり」という言葉もあるように日本人は、自分の感情や思いを率直に相手に伝えることが苦手です。案外、第三者が入ることで、コミュニケーシ

ョンがうまくいく。そういう場を提供するのが、「メディカル・カフェ」です。

メディカル・カフェでは、私がまず時間をかけてがん患者と1対1の対話をします。その後に、お茶を飲みながらみんなでお話をする。この順番が大切です。

自分のために時間を犠牲にして話を聞いてもらえる。そして、自分の存在を認めてもらえたという実感、これが何より大切です。

何人かのグループで話すとどうしても、声が大きい人やおしゃべりな人が話すことが多い。そのために、自分の思いを話せなかったという不満を抱くようになり、その不満が溜まると、人間関係もおかしくなってきます。

そういう意味で、1対1の対話は重要なのです。その後、夫婦や家族、友人、スタッフなどとお茶を飲みながら話をすれば、自然に相手に自分の思いを伝えることができるし、相手が黙ってうなずいてくれたという事実だけで、これまでのわだかまりが消えることもあります。また、自宅に戻っていちいち自分の気持ちを説明する必要もなくなります。

患者をサポートする側は、「自分がしたいこと」をするのではなく、相手が何を望んでいるか、相手の気持ちを尊重し、長い目でケアをしていく。それががん患者に「寄りそう心」です。一時的に「わあ〜」と盛り上がって、いつの間にか忘れてしまうというのが、日本人の悪い習性ですが、できる範囲で無理せずに「寄り添う心」を持ち続けること。それが、がん患者の強い味方となるのではないでしょうか……。

## ●心残りを片づけておく

患者に「死ぬ前にしておきたいことは何ですか?」と尋ねると、「友人やお世話になった人に会っておきたい」という答えが意外に多いことに気がつきました。「長い間、会っていない昔の友人と旧交を温めたいのだろうな」と考えていたら、そうでもなく、何か「心残り」があって、それを整理しておきたいようなのです。

人は生きている間に、いろいろな〝不義理〟をします。助けてもらって「ありがとう」を言うべきだったのに、なぜか言葉にできなかった経験、心ならずも人にいけないことをして、謝りたくても謝れなかった思い出……死を意識すると、不思議にそんなことを思い出します。人との触れ合いの中で生まれる、ちょっとした行き違いやいさかい、それをきちんとしてこなかったことが、後悔として残るのです。

そんな後悔の念にけりをつけ、会って感謝を述べ、あるいはきちんと謝るのなら、死を待つ今の時間しかありません。もし遠方で会いに行く力が残っていなければ、「会いに来てほしい」と頼めばいい。あるいは、誰かに希望を伝えれば、仲介の労を取ってくれる人がいるかもしれません。「会っておきたい」という気持ちが強ければ、それをちゃんと伝えることです。

会っても相手が必ず喜ぶとは限りません。かえって波風を立ててしまうかもしれません。しかし長年、澱のように積もっていた気持ちを払拭するのに、ためらうことはありません。もしかしたらこれを機会に、壊れていた人間関係が修復されるかもしれないのです。

感謝はともかく、謝罪には勇気が必要です。「この期に及んで」という結果になることもあるでしょう。しかし、決断したなら一歩、踏み出すべきです。人生の最後の瞬間に、心残りが払拭できたら、晴れ晴れとした気持ちであの世に向かうことができます。

## ●じっくり聞いてあげること、本人に考えさせること

友人ががんで入院し、お見舞いに行きたいとします。さて、どんな態度で接すれば

いいのか、友人として悩むことも多いと思います。

私は「決して〝きれいごと〟で対応しようとしないこと」と、アドバイスします。いくら体裁を整えても、真心がこもっていない言葉は、相手がすぐに見抜きます。まして がん患者は、普段より感覚が鋭敏になっていますから、それは何の慰めにもなりません。

それどころか、「きれいごと」の言葉は、「ああ、この人は面倒がっているな」と患者に察知され、かえって寂しさを味あわせてしまうかもしれません。

関係性にもよるので一概には言えませんが、ある程度、忌憚のない意見を言うほうがいいと思います。患者を前にして「死」の問題を口にはできないでしょうが、ぎりぎりまで本音で話すことです。

誠実な態度と、心のこもった言葉だけが、相手を元気づけられるのです。

具体的なアドバイスとしては、お見舞いに行ったら、言葉を上手に組み立てようとしないこと。「何を話せば慰めになるだろうか」などとあれこれ考えても、すぐにうまい言葉は思いつきません。普段、友人同士では「何を話そうか」などと考えながら会話をしていないはずです。その場の雰囲気に合わせて言葉のキャッチボールをしているはずです。

お見舞いの言葉も、それと同じ。急にとってつけたような慰めの言葉を発したら、もともと気の置けない友人同士だったとしても、途端に一線が引かれてしまいます。多少、ぶっきらぼうでもいいから、自分の気持ちを素直に伝えることに尽きます。正直な言葉が、患者には一番うれしいはずです。普段通りの、飾らない会話を心がけてください。

ある患者が言っていました。

「病気になる前は、俺、お前の関係で、何でも言い合える仲だったんですよ。でも病気になった途端、相手が妙に気を遣うようになって、『がん』という言葉さえ使わなくなってしまいました。私は、昔と変わらない馬鹿話がしたい、とりとめのない雑談ができるのが、一番うれしいんですけれど……」

そこで、たとえば共通の友人の話、楽しかったときの思い出話などを会話の糸口にするのはどうでしょう。あるいは共通の趣味があれば、それを題材に話が盛り上がります。

また、それほど親しい関係でない場合でも、世間話はできるはずです。よもやま話でいいのです。入院が長い患者なら、ちょっとした会話がニュースとして感じられるかもしれないし、外出ができなくなった人なら、そんな話の中から世間の風を感じるかもしれません。

普段通りの会話、飾らない話で会話が弾むのは、つらい闘病生活を送る患者にとって、大きな慰めになるはずです。

## ●患者本人だけでなく家族を気遣う心が大切

がんは、患者本人だけでなく、家族にも大きな負担をかけます。看病で疲れるだけでなく、「これからどうしよう？」と不安にかられ、「本当に大丈夫なのかしら？」と、絶望感にも襲われます。患者本人だけでなく、家族もまた、大きなストレスを抱えているのです。

患者の友人は、当の本人の様子には気がつきますが、家族の大変さまでは案外、気がまわらないものです。そこでお見舞いに行ったとき、ご家族がいたら、その方たちを気遣ってあげてください。お見舞いとは患者本人だけでなく、その家族を見舞うことでもあるのです。

もしご家族と親しい間柄なら、患者の見舞いを終えた後に、「サロンにでも行きませんか」と誘ってあげてください。ベッドサイドで長く話し続けていると患者が疲れてしまうので、適当なところで切り上げるのがマナーですが、そのまま立ち去らず、引き続き、家族に気を遣ってあげてください。

そしてお茶を飲みながら、「大変でしょう」などとねぎらいの言葉をかけてあげてください。もちろん、「私にできることがあれば、何なりと仰ってください」と、援助と協力の姿勢を告げるのも忘れないでください。

家族のストレスは、患者本人とは、また違ったところにあります。

そんな言葉が、少しは家族の肩の荷を下ろすのに役立つのでは、と私は思うのです。

## ●人生を豊かにする二つの法則

厳しい経済状況に加え、地震などの自然災害に苦しめられている現代の日本に必要なもの。それは、「人のつながり」の大切さを再確認し、もう一度、絆を取り戻すことだと、私は考えています。

一般の人は、病院などで行っているがん相談、あるいは、がん患者会とメディカル・カフェはどこが違うの？　と疑問に思う人もいるかもしれません。たしかに、似ているところもあれば違うところあります。大きな違いは、スタッフを医療従事者に限っていないこと。むしろ、医師や看護師ばかりではなく、薬剤師やソーシャルワーカー、さらに主婦など異分野からの参加を歓迎しています。そして、がん患者とスタッフが同じ目線であること。広い視点に立って、患者の悩みに耳を傾けるということを最も大事にしています。

がん相談の場合は、どうしても医療関係者と患者という上下の関係になりがちです。また、がん患者会というのは、患者同士で医療に関する情報交換や励まし合うという目的があると思います。ところが、集団になると人間の習性で、気の合う者同士でグループができたり、なまじ自分の体験があるために、「あなたも頑張りなさい」というような説教じみたことを言ったりします。そうした人間関係に悩むがん患者も多いのです。

私は、「体験を通して学ぶことは賢明だけど、人の話を聞くのはもっと賢明である」と思っています。それがメディカル・カフェの基本精神です。

## ●メディカル・カフェの「マグダラのマリア」たち

「現代は医療の幕末」だと前述しました。「維新はいまだ来たらず」です。天国カフェでは、まずこの問題について討議します。

医療維新が進まない原因は、まだ「患者本位」の制度が未整備であることと、人材不足にあります。まだ医療関係者がみんな、混迷の中にいるのです。

「患者本位」ということで言えば、「がん患者会」などがあります。がん患者会は、病院や自治体、ボランティアが実施している支援活動の一種で、がん患者や家族などが語り合う会。基本は自由参加です。

でも「がん哲学外来」に来られた方が、「いやあ、もう患者会には行きたくなくなって」と語る人が時折いるのも事実です。

「なぜですか?」と聞くと、「先輩に説教されるようで、雰囲気が重たいのです」とか「頑張って生きなければいけないと、肩肘を張っているような方が多くて疲れてしまう」といった声が返ってきました。

患者会は患者会で、一生懸命です。同じ境遇の人が集まって、お互いを理解し合おう努力しています。でも残念なことに、患者会の多くは往々にして悩みを抱えた人の気持ちを汲み取るより、無意識に患者会の〝特定の価値観〟を押しつけてしまう。それは「自分の体験をぜひ役立ててほしい」という気持ちからで、決して悪気はないのですが、でもがんという病気は、症状も経過も千差万別ですし、個人を取り巻く環境もいろいろです。しかし、その人の固有の体験がまるでそれが万人に当てはまるかのように錯覚し、無意識のうちに〝押しつけ〟になってしまう。その結果、がん患者が同じがん患者によって傷つけられてしまうのです。

それはまるで、空の容器に水を入れるのではなく、満杯の容器に水を継ぎ足そうとするかのようです。その結果、がん患者会自体の数は増えていますが、それほど会員数は増えていません。患者の悩みをすくって入れる「空っぽの器」を用意しようとしないからです。

「がん哲学外来カフェ」は、そんながん患者同士のネットワークの〝隙間〟を埋める活動です。参加者のうち、患者は半分ほどで、ほかは医療関係者や学生、患者の家族などのボランティアです。テーブルにはお茶とお菓子が置かれ、参加者は自由にがんに関する話をし、情報を交換します。私は、環境や立場、病気の経緯にかかわらず、同じテーブルについた人が最低30分間、苦痛を感じないで話ができる関係を目標にしています。

がん患者自身にもお手伝いをお願いしているのは、そこにがん患者の〝役割〟があるからです。なぜなら、がん患者だから、カフェを訪れる同じ患者に〝共感〟しやすいからです。「がん哲学外来カフェ」では、できるだけ相手の話を聞くというのが基本方針です。

カフェを手伝う患者たちは、いわば「マグダラのマリア」のようです。マグダラのマリアは、『新約聖書』の「福音書」に登場する人物。奔放な生活を送っていたけれど、内心、悩んでいました。しかしあるときイエスに出会ってその教えに感銘を受け、イエスに従って、人のために尽くすようになった女性です。

磔(はりつけ)にされたイエスを遠くから見守り、その埋葬を見届け、そして復活したイエスに最初に立ち会い、「すがりつくのはよしなさい。まだ父のもとへ上っていないのだから」とイエスにたしなめられるのです。

マグラダのマリアは、イエスに感銘を受けてから、人のために尽くすようになりました。でもそこで決して自分を押しつけなかった。黙って困っている人たちの声を聞き、その希望に従って救いの手を差し伸べたのです。

「がん哲学外来カフェ」の人たちも同じ。このマリアのような存在です。自身ががんという病気に悩み、そして「がん哲学外来」という〝居場所〟を見つけてくれた人たちです。

もしあなたが、近くの「がん哲学外来カフェ」を訪れる気になったら、そこでまず、胸の内の悩みを吐き出してください。そして、よかったら次にカフェを運営する一員になってください。

がん患者からがん患者へと、共感の輪が広がっていけば、この病気で悩む人たちの心が少しは晴れてくるのではないでしょうか。

## ●話を聞いてくれない医師にもいい医師はいる

では、真の「医療維新」とはどんなものでしょうか。端的に言えば患者のすべての要望に応えることです。

超高齢社会を迎えた日本は、年金・医療・福祉などの財政的な問題に加え、過疎化や高齢化などの問題を抱える地方も増えています。そうした問題に対処するには、家族主体の在宅医療ではなく、地域と医療が結びついた「医療協働体」が必要になるはずです。それがメディカル・カフェの先にある「メディカル・ヴィレッジ」、さらにはより大規模にした「メディカル・タウン」。それが、時代が求める医療協働体のあり方だと確信しています。

「メディカル・タウン」には純度の高い専門性を持つ医師がいて、それをフォローする医療機関と、患者個々人の社会的生活を支える機関が複合的に機能するといったイメージで、困っている患者を多角度からバックアップできる体制です。

人間は誰も、病気になりたくてなるのではありません。

頼るべきは医療しかないのですが、今の医療体制に多くを期待するのは無理です。そこに「患者を支える医療の協働体」という思想がないと、医療難民、がん難民は減りません。町で、村で、それを支える体制の構築、それが「医療維新」ということなのです。

日本の医療は、急性期医療と在宅医療の間に大きなギャップがあると言われています。その医療の隙間を埋めることができるのは、誰でも参加できるメディカル・カフェではないかと思います。

私が取り組んでいる変革を歴史に喩えるなら、ちょうど「幕末」です。勝海舟や坂本龍馬など、先見の明を持った人物がたくさん出てきて、「明治維新」を成し遂げた。私は坂本龍馬より、彼を見出して育てた勝海舟でありたいと思います。

さまざまな分野の人が参加して、がん患者をサポートしていく「医療維新」。明治維新になぞらえていえば、もう〝公武合体〟の時期にまでさしかかっている。難題は多いけれど、維新までもう一歩、そういう気持ちで日々、やっています……。

とはいえ、一見、冷たそうな態度をとる医師にもいい医師はいます。純度の高い専門性を持っていて、冷静に患者の病状を判断してくれる医師は、冷たそうでもいい医師。こういう人はいい加減なことは言いません。「あの先生はよく話を聞いてくれる」と評判の医師が〝名医〟ということになっていますが、そういう人だけでなく、事務的で冷たそうでも、しっかりした技術を持ち、高い専門性を持つ名医が存在することを知っておいてください。

ただし、こういう〝いい先生〟は忙しいので、患者個々人と向き合う時間がないのです。だから私は「がん哲学外来」を始めました。いい先生は時間がなく、患者と向き合うことが難しい。反対に時間はたっぷりあるが、時として患者の心を傷つけることがある先生もいます。その隙間を埋めるのが、「がん哲学外来」なのです。

患者は、「心まで見てくれる先生」を求めています。患者にとっては、病気を治してほしいという希望もありますが、救いがほしいのです。「治る」と言ってくれなくてもいいから、慰めの言葉であったり、励ましの言葉であったりです。でも今の医療従事者にそれを求めるのは酷なので、だから「がん哲学外来」があるのです。

## ●「偉大なるおせっかい症候群」

がんという病気は解決ができないものなので、解消を第一に考えようと話しましたが、「がん哲学外来」だけでは何も「解決」しないのです。だけど「解消」はできます。病気を治すことはできないので、根本的な解決にはならない。でも悩みを遠ざけることはできます。

これが「偉大なるおせっかい」です。これは一般社会でも十分に通用します。私は世の中に「偉大なるおせっかい症候群」が広がってほしいと思ってやってきました。「おせっかい」というと「余計なこと」と、迷惑がられることのように思われがちです。でも世の中には、これが必要なことがたくさんあります。「がん哲学外来」もそのひとつです。

人の悩みに向き合うには、中途半端な姿勢ではいけません。「おせっかいかな?」と思うくらいの覚悟でいないと、真剣に向き合うことはできないのです。

大事なのは「よけいな」と「偉大なる」の違いです。「よけいなおせっかい」は文字通り、相手に迷惑がられるだけ。しかし「偉大なるおせっかい」は、相手の心を先回りし、「こうしてほしい」という希望を先取りすること。相手の懐に飛び込んで、困っていることを手助けし、できるだけのことをしてあげるのです。

もっといえば、他人に共感できるかどうか。相手に敬意を払い、その心情を汲み取るのが「偉大なるおせっかい」。相手を考えず、自分の気持ちだけを押し付けるのが「よけいなおせっかい」なのです。

「偉大なるおせっかい」は、私のような医師の立場だけでなく、家族や知人にがん患者がいる人でもできます。「汝、隣人を愛せ」というイエスの有名な言葉がありますが、そんな〝隣人〟として「偉大なるおせっかい」を買って出る人が多くなれば、世の中はもっともっと明るくなるのではと、私は考えています。

ただし「偉大なるおせっかい」をするには、心得ておくべき点があります。

第一は「暇気(ひまげ)な風貌」でいることです。あなたが誰かに病気の悩みを相談するシーンを想像してみてください。忙しい相手には心を開けないはずです。いかにも忙しそうに動き回り、話を手際よく聞きながら、キーボードを打っている人、そんな〝デキる〟ビジネスマン風の人だとしたら、あなたは悩みを打ち明ける気になるでしょうか。

医師の世界も同じです。昨今の医師は診察中も、お尻がイスから5センチは浮いています。患者はそういうことに非常に敏感になっていますから、医師のそんな姿や、ちょっとした言動で「ああ、この先生は私のことを見てくれていないな」と気づく。そして「やはり私はもうお役ご免なんだ」と傷つく……。

だから、「暇気な風貌」というのが大切なのです。どっしりと腰を落ち着けて、じっくり、丁寧に話を聞いてくれそうな風貌の人なら、ぜひとも相談してみたいと思うはずです。

でも「風貌なんて、もって生まれたものだから変えようがない」と反論する人もいます。そんなことはありません。顔かたちは変わらなくても、相手に対する態度や表情ひとつで、驚くほど風貌は変わります。

ある訪問看護ステーションを訪ねたとき、そこで働いている看護師さんが、「先生、暇気な風貌って大切ですね。職業柄、自分たちは忙しいのが当たり前と思っていました。でも、よく考えてみたら、それは自分中心の考え方で、実は患者の立場で行動していたわけではないんですね」と、しみじみと話してくれました。

人一倍責任感が強く、なんでも抱え込んでしまう人がいます。そして、忙しい、忙しいと。でも、人にできることは「どうぞ、どうぞ」とどんどん譲っていくほうがいいのです。すると、最後に自分にしかできないことが残ります。それが使命です。つまり、自分の使命が何かわかっている人ほど「暇気な風貌」になるというわけです。

「暇気な風貌」になるには、まず、どんな人にも、会った瞬間に丁寧に挨拶をすること。そして何かをしてもらったら、心を込めて「ありがとう」と言うこと。動作はできるだけゆっくりと、慎重にする……これだけで、あなたが相手に与える印象が違ってきます。「今までシャカシャカしていたのが、人が変わったようにどっしり落ち着いてきたね」と言われるようになるかもしれません。そこまでいけば、「暇気な風貌」の完成です。

この「暇気な風貌」と他人の必要に共感する心という意味の「偉大なるおせっかい症候群」。

この二つの法則こそ、「がん哲学外来」の基軸です。そしてこの二つの法則が、人生をより豊かにするキーワードではないかと思っています。

## ●〝脇を甘く〟して懐を深く

それと同時に、私が大事にしているのが「脇を甘くする」という姿勢。「身構えないで相手の話を聞く」という態度です。「何かあったら大変だ」とガードを硬くしていると、批判も少ない代わりに、相手が気を楽にして口を開くような雰囲気ができません。

「がん哲学外来」の相手は、がん患者たちです。誰にも悩みを打ち明けられず、悶々としている人も少なくありません。悩みが深く、殻に閉じこもった人に胸襟を開いてもらい、話を聞くには、まずこちらのガードを下げることです。すると相手も、心を開いてくれるようになります。

現在の医療界も同じです。現場の医師は、「もし間違ったことを言って問題になったら責任が取れない」とか「万一の場合に訴えられるのが怖い」という姿勢が強く、親身に患者に接することができません。相手に弱点をつかれたくないと身構え、失言を恐れ、物言いも慎重になります。「脇が固い」と、患者も懐に飛び込んでいけません。その結果、「病気を見て人を見ない」医療が横行してしまうのです。

それに比べ「がん哲学外来」は、とても〝脇が甘い〟。

「なんでもいいですよ、どうぞお話しください」という姿勢を通すから、みんなが寄ってきます。私はそこで解決策を提示することもしないし、まして「がんは治る」などとは言いません。お茶を飲みながら、黙って患者の悩みを聞くだけ。何度も言うように、がんの悩みは「解決」できません。しかし、「悩みの解消」はできます。「がん哲学外来」は、そういう場所です。ただそのために、相手をよく観察します。

「この人はなぜ、ここに来たのか？」

「何が最大の問題なのか？」

「この方の胸中はどうなのか？」

そして私は、できるだけ多くの方に、天国カフェの様子を想像してもらいたい。私たちがどんな話をするかを考えるだけでも、がん患者の気持ちがわかってくるはずです。ちょっとしたことでいいから、相手の心の中を想像するだけで接し方が変わります。すると患者自身の態度が変わってきます。

がん患者の世界だけでなく、一般の方もこれらを応用してくれたら、今の社会はもっとホットなものになると思います。

ともあれ、がん哲学外来カフェのドアは、いつでも誰にでも開かれています。参加するだけでなく、相手への思いさえあれば、誰でも開くことは可能です。素人でも、病気のことを知らなくても、相手の話を聞いて、専門家に取り次いであげる。がん患者と専門家との橋渡し役をする、それだけでもいいのです。だから私は「これぞ」と思う人に、「がん哲学外来カフェ、やりませんか」と声をかけています。

# ●マイナス×マイナスはプラス

数学の世界では、「プラス×プラス=プラス、プラス×マイナス=マイナス、マイナス×マイナス=プラス」となっています。私は、人間関係にもこの法則が当てはまると思っています。

健康で元気な人をプラスとすると、こういう人は元気な人とつき合うのがいいと思います。プラス×プラスでプラスの効果を生みます。

でも元気な人が、病気を抱えていたりしてネガティブな発想のマイナスな人と交わると、そのマイナスの影響を受けて、自分の元気まで失われてしまいがちです。プラス×マイナスは、マイナスになるからです。

では、マイナスの人がプラスになるには、どうすればいいか。これはみんなが知っている算数の法則です。マイナスの人と一緒に手をとればいいのです。マイナス×マイナスはプラスに転じるのです。

私がここで言うマイナスの人というのは、悲しみを知った人か、病気の人。人間は自分より困った人に接するとプラスになるのです。がん患者も自分より困った人に話しかけるようにすると、プラスになる。実際に、明日をも知れないがん患者に医師が慰められることだってある。医師だって人間ですから、疲れていたり、悲しい思いをすることもあるのです。

## ●がん常識から漏れた「残り30パーセント」を一緒に考えよう

最近、新聞や雑誌でがんの特集をやったり、がんに関する本もたくさん出版されています。私からみると、それらのがんに対する知識は70パーセント正しいと思います。だけど残りの30パーセントで、みんなが混乱している。とくにがん患者は「黄金の藁」をも掴む思いです。

「黄金の藁」とは、治療が思ったような効果を上げないとき、「ほかにもっといい治療方法はないのか？」と、いろいろな情報を集め、それに縋ろうとすることです。

とくに治療の難しいがん、末期で「もう使える抗がん剤がない」などといった場合に、サプリメントなどの代替医療に望みを託すケースが多いようです。

昨今は医師も患者の意思を尊重する傾向にありますから、「使いたい」と相談された場合は、それが明らかに害になる場合を除いて、「やめなさい」とは言いません。でも内心は愉快でないはず。「エビデンス（治療根拠）がはっきりしない以上、代替医療を信用するわけにはいかない」というのが、医師の本心です。

私自身も相談されることがあります。基本的には、患者が望むなら反対はしませんが、決して勧めもしない、というのが私のスタンスです。ただし、新しい治療法を過信しないこと、そして今まで主治医から受けていた治療法をやめることがないようにとアドバイスはします。というのは、期待したのに、またもや効果がないとなって、また新しい治療法を探すといった、「ドクターショッピング」を繰り返していると、落胆の連続に陥って、苦しみのどん底にはまり込んでしまうからです。「黄金の藁」は、なかなか見つからないのが現状です。

がん治療というのは、「あれもこれも」ではありません。そこが専門外の人間には判断が難しいところなのです。

## ●副作用が苦しければ、抗がん剤はやめていい

がんの闘病での悩みのひとつに、抗がん剤の副作用があります。「できるだけ抗がん剤はやりたくない、でも病気は早く治したい」というのが、患者共通の思いです。抗がん剤治療を受けるか否か、続けるかどうかも、基本は本人の自由意思によって決められるべきです。やめたくなったらやめてもいい。しかし、やめるのが怖い。やめてはみたものの、「あのとき、抗がん剤をやめなければよかった」と後悔する人も少なくありません。また、やめるとなると医師との間の摩擦も生むというのが現状です。

残念ながら、現代の医療には限界があります。治る見込みがあるなら、多少の副作用を我慢しても抗がん剤治療を受けるべきだと思いますが、〝ほんの少しの延命〟しか期待できないのなら、それをきっぱりやめて、残りの時間を有意義に使うというのも選択肢のひとつです。

とはいえ、副作用がどう現れるかは、個々人で千差万別。あくまで個人差があって、完全な答えは出せません。しかし、患者本人も、ある程度治療を続けてくれれば、「自分のがんがどんな状態なのか」「どこまで延命できるのか」は、予測がつくものです。そのときに「やめたい」と申し出れば、医師は強くは勧めません。

問題は、本人が「やめよう」と考えているのに、家族の説得で続けるケースです。家族としては、一日でも長生きしてほしい。自分の意思を優先するか、家族の気持ちを汲んで続けるか、それは本人次第。決めるのは自分でしかないのです。

でも治療を中止すると、病院にいる意味がなくなります。「では出て行ってくださ い」と縁を切られるのは怖いものです。

「治療を打ち切るなら、もう面倒は見られません」というのは、医師の責任ではなく制度がそうなっているから。決して医師が冷たいからではありません。とくに「急性期病院」ではみなそうです。「慢性期病院」なら居続けることができますが、費用が高額になります。

その結果、在宅医療が中心になり、そこで死を迎えるということになります。がん末期の最大の難点は強い痛みが襲ってくることですが、ホスピスと呼ばれる緩和ケア病棟などでは、最後まで痛みを取ってくれますし、その技術も発達しています。

第4章

# 「がん哲学」は人間学である

## ●がん細胞は永遠の命を欲する？

２０１６年1月に国立がん研究センターから「10年生存率」が、わが国で初めて発表されました。全国の16の施設で１９９９〜２００２年にがんの診察を始めた約３万５０００症例を分析した結果、10年生存率はステージ（病期）に関係なく、がん全体で58・２パーセントでした。

一般にがんは5年間再発がなければ、治癒したと見なされます。生存率には再発した人も含まれますが、近年はがん治療の進歩で長生きする人も増えていることから、10年生存率の調査が行われたというわけです。

同調査では「5年生存率」も同時に公表され、5年生存率と10年生存率を比べることができます。がん全体の5年生存率は63・1パーセントですから、10年生存率と大きく変わらないと言えます。

このデータから「がんの約6割は治る時代」と言えるでしょう。

では最近、よく耳にするようになった「治るがん」「治らないがん」はどうでしょうか。『がんの種類別10年生存率』によると、ステージⅣも含めた全体で生存率が80

パーセントを超えている上位のがんを挙げると、甲状腺（90・９パーセント）、前立腺（84・４パーセント）、子宮体がん（83・１パーセント）、乳房（80・４パーセント）と続きます。さらに、病期（がんの進行状況）で見るなら、早期と言われるステージⅠなら、胃、大腸、喉頭、乳房、子宮頸、子宮体、前立腺、腎・尿管、甲状腺などがあります。生存率が低いワースト３を挙げると、胆のう・胆道（19・７パーセント）、肝臓（15・３パーセント）、膵臓（４・９パーセント）になります。

この10年生存率で明らかになったのは、高い生存率が治療で可能になったがんがある一方で、未だ数十〜数パーセントとかなり厳しい生存率のがんがあることです。つまり、「治るがん」と「治らないがん」が一目瞭然となったと言えます。

では、両者の違いは、どこにあるのでしょうか。

ひとつは、どこにできたかという「がんの種類」と、「がんがどこまで進んでいるか」の違いです。早期なら90パーセントを超えていてもステージⅣになると、数パーセント台まで低下するがんが少なくないのです。

どうせがんになるなら、「大腸がんがいい」「乳がんがいい」といっても、私たちはがんの種類を選べません。どこにがんができるかは誰にもわからないのです。また、がんの恐ろしさは早期にはほとんど自覚症状がないことです。では、がんを克服する鍵は何なのでしょうか。そこに人間社会とがん細胞の関係から導かれるひとつの可能性が横たわっています。

わが国のがん研究の先駆者であった吉田富三は、「がん細胞に起こることは、人間社会にも必ず起こる」と語っています。

「人間はロビンソン・クルーソーのように孤島にひとり住んでいたのでは、良い人か悪い人かはわからない。人間社会の中に住まわせてみてはじめて、その性（さが）が明らかになる。がん細胞もしかり。がん細胞は増殖して仲間が増えると、宿主にとって悪性であることがわかるようになる。君たち学生諸君も似たところがあるな。一人ひとり話をすると、常識もあり善良な青年に見えるのだが、学生自治会として集団行動をとると、変なことを言ったりしたりする」

個々人は善良な性格でも、集団生活をしてみなければ人の性格はわからないと、彼は東大の病理学の講義で語ったそうです。私はこの言葉に大いに刺激を受け、「がん哲学」という言葉を生み出しました。

今、世界中の多くのがん研究者たちによって、「がん発生のメカニズム」が解明されています。ところが、「なぜがんが発生する」のかがわからない。ＨｏｗとＷｈｙには大きな違いがあるのです。

なぜ、がんが発生するのかを突き詰めていくと、なぜ、人間には寿命があるのかという問題に突き当たります。たとえば植物の中には、縄文杉のように何千年と生き続けている木もあります。でも人間には寿命があり、どんなに健やかに生きても限界寿命は120歳と言われています。

なぜ、人は老化するのか、なぜ寿命があるのか……。その根源的な意味を問いつづけながら、顕微鏡の世界、つまりがん細胞を観察していると、見えてくるものがあります。それは、がん細胞は永遠の命を得ようとしているのではないか、ということです。

## ●がん細胞のリハビリテーションを模索する

アダムとイヴが禁断の果実を食べ、神によってエデンの園を追放されたという話はご存じでしょう。そのエデンの園には、「生命の木」もあり、そちらの実を食べていれば、永遠の命を得ることができたのです。ところが2人は、神から食べてはいけないとされていた、「善悪の知識の木」の実を食べてしまった。

旧約聖書の『創世記』の話です。面白いことに、「人間の寿命が120歳」となったのは、神から10の戒律を与えられた、『十戒』として有名なモーセの時代です。それ以前の人間の寿命はもっと長くて、アダムは９００年ぐらい生きているのです。それが本当であるかどうかは、誰にもわからないのですが……。

神が堕落した人類を滅ぼすために大洪水を引き起こした「ノアの箱舟」で有名なノアは、当時５００～６００歳と言われており、その後、人間の寿命はだんだん短くなり、モーセに至るというわけです。

ときどき、私はこの聖書の世界とがんを結びつけて考えることがあります。もちろん、比喩（アナロジー）として、です。私たち人間は、命に限りがあることを認めつつ、その一方では、永遠に生きる方法を探し求めています。不老不死への願望は、その最たるものでしょう。その不老不死を実現しようとしたのが、がん細胞なのではないかと思うのです。

なぜなら、がん細胞は正常細胞よりずっと生命力にあふれていて、たくましいからです。がん細胞は、自分でつくったたんぱくを外に吐き出しながら、外から栄養を取り込みます。これは「水車の法則」と呼ばれています。

水車は水の力を得て、大きな水輪を回します。そして、今度は得られた動力を水へ与えるということを繰り返して回り続けます。いわば、「ギブ・アンド・テイク」

で、がん細胞の増殖のメカニズムと似ています。がん細胞は自らつくりだした栄養を与えながら、必要な栄養を手に入れているわけです。それに比べて、正常な細胞は、がん細胞のような動きはしません。自分でつくった栄養はすべて自分で消費し、取り込んだ栄養も自分で使います。

つまり、エネルギー効率を比べてみると、がん細胞のほうが正常細胞よりも優れているのです。がん細胞が十分な栄養がない状態でも生き延びることができるのは、この効率の良さにあったのです。そのために、正常細胞よりずっと少ない栄養で生きていけるのです。

さて、そのがん細胞は――。ここからが私が常々考えている旧約聖書の世界に置き変えた、細胞の「がん化のメカニズム」です。

人類最初の夫婦といわれるアダムとイヴが住んでいたエデンの園（楽園）の中央には、「善悪の知識の木」と「生命の木」の2つがありました。このうち、神から食べることを禁じられていたのが、「善悪の知識の木」の実です。

ある日、イヴの前にヘビが現れ、言葉巧みに「善悪の知識の木の実」を食べるように唆します。ヘビはイヴが誘惑に弱いことを知っていたのです。最初にイヴがその実を食べて、アダムにも勧めます。その実を食べた2人は、善悪の知識を得たことで、無垢な姿に恥ずかしさを覚え、イチジクの葉で陰部を隠したといいます。

　こうして神の言いつけに背いたアダムとイヴは、楽園を追放されたことによって、人間は必ず死ぬ運命となり、男には「労働の苦役」が、女には「出産の苦しみ」がもたらされるようになったのです。

　なぜ、神がアダムとイヴを追放したのか。それは、神の怒りに触れたというより、永遠の命を得ることができる「生命の木の実」を食べさせないためとも考えられます。善悪の知識を得て、さらに永遠に生きることができるということは、人間が神の存在に近づくことです。それを防ぐために、2人は楽園を追放され、死の苦しみを与えられたのです。

　これを細胞の話に置き換えると、「善悪の知識の木の実を食べる」イコール「トランスフォーメーション（突然変異）」です。つまり、正常細胞が突然変異して、がん化することを意味しています。永遠の命を約束されていたアダムとイヴがエデンの園から追放され、死の苦しみが与えられたように、がん細胞もまた永遠の命を求めながら、宿主が死ぬと自分自身も死ぬという、皮肉な運命になってしまったというのが私の解釈です。

　実は、患者のがん組織から分離して、がん細胞を人工的に培養すると、宿主の死に関係なく、何十年もずっと生き続けます。

このようにがん細胞自体は、生命力に溢れ永遠に生きる能力を持っています。がん細胞がむやみに増殖したり、正常細胞へ悪さをしたりせずに大人しくしていれば何も問題はないわけです。がん細胞を大人しくさせ、本来の役割に目覚めさせるにはどうしたらいいのか。私は何らかの〝いい刺激〟を与えることだと考えています。それが、「がん細胞のリハビリテーション」という考え方なのです。

## ●もっと早期発見できれば、治癒率は飛躍的に高まる!

いい刺激とは何なのか……。そこで思い出すのが、「現代の奇跡」といわれたヘレン・ケラー(1880〜1968)です。ご存じのように、彼女は耳も聞こえず目も見えず口もきけない三重苦を背負っていましたが、サリバン先生との出会いによって、人生の目を開くことができました。教育という刺激を受けることで三重苦を克服し、人間として成長していったのです。

では、がん細胞にとって「いい刺激」とは何かと考えると、「何らかの物質」です。たとえば免疫細胞はサイトカインという物質を作り出して、お互いにコミュニケーションを図り、協力して使命を果たしています。このように正常細胞同士は、特定の物質で細胞間コミュニケーションを行っているのです。

これに対して、がん細胞は細胞間コミュニケーションをブロックして、増殖を続け、最終的には宿主を死に至らしめることで、自らも死んでしまいます。せっかく永遠の命を手に入れたのに、皮肉な運命としか言いようがありません。

がん細胞と正常細胞の違いは、発生した場所を離れて生き残る能力があるかどうかです。正常細胞は、ほかの場所では排除され死滅します。これに対してがん細胞はほかの場所に移動して増殖をしていきます。これが転移です。たとえば、腸で発生したがん細胞が血流に乗って肝臓に運ばれ、そこで増殖し転移となります。

では、そのがん細胞をいかにして立ち直らせるか、つまり、リハビリテーションする際に、鍵となる物質は何なのか？　特殊ながんの一部で自然消滅したという事例は報告されています。ただ、なぜがんが消えたのかについては、あまり研究がなされてきませんでした。

ところが最近、がん細胞の再分化現象があることがわかってきました。ある特定の条件下ということになりますが、がん細胞が正常細胞に再分化するというのです。残念ながら、現時点ではがん細胞のリハビリを可能にする物質は見つかっていません。

しかし、がんの完治治療は日進月歩です。近い将来、「アッと驚く物質」が開発され、がん細胞のリハビリができる日が来る可能性は高いのです。その日が待ち望まれます。また、現段階では「治るがん」と「治らないがん」の差は、いかに早期に発見するかだと述べましたが、ごく少数の例外を除けば、がん検診などでもう2～3年早くがんを見つけることができれば、現在の医療でも70パーセントまで治癒率を高めることができるのではないかと思っています。

## ●がん細胞は「内なる不良息子」

最近は幼稚園や小学校の運動会では、徒競走などの競技で1位、2位と順位をつけないそうです。でも、そうしてみんな仲良く平等にという教育をしても、数年もすると不良少年少女が出現します。不良息子や娘だって、吉田富三が指摘したようにひとりひとりは良い子なのです。しかし、やがて不良少年が徒党を組んで悪さをするようになって、そのまま30年も経つと「社会のがん」になってしまう。

がん細胞も同じ構図で、最初は正常細胞です。その正常細胞がある日突然、がん化してしまい、それが増えていった結果、「がん」という病気が発症するのです。

正常細胞というのは、自己制御と犠牲のうえに成り立っています。一方のがん細胞はというと、「本来の使命を忘れた」細胞です。

これを立花隆さんとの対談で、私は「内なる不良息子」と表現しました。立花さんもこの表現をいたく気に入ってくれました。

「がん細胞で起きることは、人間社会でも起きます」と語ったとのは吉田富三ですが、その逆もしかりで、「人間社会に起こり得ることは、がん細胞にも必ず起こる」のです。むしろ、がん細胞は「人間社会の在り方を問う」ために存在しているのではないかとさえ思えてきます。だからこそ排除するのではなく、共存する道を探るべきなのではないか。がんも暴れたり悪さをしなければ、問題はないわけで、がんと共存しながら寿命をまっとうする「天寿がん」という発想が大切なのだと思います。

がんは正常細胞が分裂して発生しますが、大きくなるか小さくなるかはコントロールできるのです。周りがしっかりしていれば、小さいままでいます。しかし、周囲の細胞が劣化すると、大きくなっていくのです。

どうです？　不良息子と同じだと思いませんか。不良息子だって存在していてもいいのです。周りがしっかりしていれば、不良のままでは成長しないのですから。これが「共存」ということです。「共生」ではありません。

共生はギブ・アンド・テイク。排除するのではなく共存する。それを突きつめたのが「天寿がん」という考え方です。

だから、がん哲学は「人間学」でもあるのです。内なる不良であるがん細胞も、立ち直らせることができれば、再び、他の正常細胞のようにきちんと使命を果たすのではないか？　そういうアプローチから、がん細胞のｉＰＳ化を行えば、がんは治る可能性も出てきます。これは今後の医学の進歩を待たなければなりませんが、その可能性は高いのではないかと私は思っています。

また、先ほど「がんの60パーセントは治る時代」と述べましたが、それでも、高齢者が増えるに従ってがん人口も増加の一途を辿っています。待ち望まれるのが「がんの特効薬」ですが、最近話題の免疫チェックポイント阻害薬など、がん治療は大いなる転換期を迎えています。

## ●薬の副作用で死んではいけない！

しかし、「化学療法」に限らず、「薬」には必ずといっていいほど、「効果」と「副作用」があります。医師は可能な限りの手段を駆使して、患者をがんから救おうとしています。ですがその前提として、「患者を薬の副作用で死なせることがあってはならない」と肝に銘じておくことが必要。そうでなければ、がん研究や医療に携わる者は永遠に患者との信頼関係を築くことはできません。中には「抗がん剤は効かない」という論調を主張される方もいますが、それは間違いで、今日の抗がん剤は、効く人には本当に効きます。ただ、現時点では、誰もがその恩恵に与れるとは限らない。それが問題なのです。

がん細胞は殺したけど、正常細胞もダメにして、結局、患者が死んでしまっては何の意味もありません。がん細胞を退治するのはもちろん大切ですが、同時に、「副作用をいかに少なくするか」に心を配るのが、正しい医師のあり方ではないかと思います。

がんでつらいのは強烈な痛みです。よく「がんですね」と告知された途端、強烈な痛みが襲ってくるという話を聞きますが、それはがん性の疼痛（とうつう）というよりは、精神的な痛みが増すからだと思います。

## ●患者の「心の痛み」に共感する専門医、出でよ!

早期発見である限り、一部のがんを除いて、「がん」のほとんどは高い確率で治るまで、今の医療レベルは進歩しています。

今後は、ある程度進行したがん、あるいは転移や再発とどう闘っていくかが問われます。そのためには、より高度な「がんの専門家」を養成していくことが鍵になる。

私のような病理学者は、臨床医とは逆に「死」から「生」を見ています。つまり、物事を逆から見ているわけで、今後、「高度ながん専門医」には、こうした発想が必要になってくるのではないでしょうか。私たち人間が多面体で、さまざまな顔を持っているように、がんもいろいろな顔を持っています。したがって、がんという病気を一面的な視点から見るのではなく、さまざまな角度から見つめ直していくこと。その土壌をつくるのも「がん哲学外来」の任務のひとつです。

その中にはもちろん、「患者の視点に立った医療」も含まれています。これまでのように医師が治療法を決め、患者はそれに従うだけという主従関係は通用しない。

本来、治療法を選ぶのは患者本人であるべきです。医師は、患者が選択しやすいように、さまざまな治療法の中から、最善と思われる治療法を提案する。決して強制してはいけません。そのためには、常に最先端の知識を仕入れ、患者が判断しやすいように情報を公開する姿勢が不可欠です。また、セカンド・オピニオンを利用しやすい環境づくりも必要です。

がん治療に関しては、内科や外科といった垣根を超えて、横断的に治療が行われるようになってきましたが、まだ十分とは言えません。腫瘍内科医や放射線腫瘍医をはじめ、看護師、栄養士、薬剤師、医学物理士など、患者を総合的にサポートできる「チーム医療」の充実が不可欠です。早い段階から痛みを取り除く「緩和ケア」も含まれます。こうした横断的な組織づくりができるように、幅広く人材を育成していくことが求められています。

「現状を変える」のは容易ではありません。でも今、そうした人材育成に着手しなければ、10年後を変えることはできません。だから私は「教育には未来を変える力がある」と訴えているのです。

先ほど紹介した吉田富三がこんな言葉を残しています。

「自然の中に隠された真実はいつも美しく、これを追求する仕事は清く美しいものだが、人間のなかに隠された真相はいつもよごれて醜く、これを追求する仕事は、いつも人間の淋しさの涙の井戸を汲み上げることだ」

この言葉の深さを理解できるような人材を育てたいと願います。そうすれば、日本のがん治療は飛躍的に進歩するはずだし、真に「患者第一」の医療が実現できるのではないか、私はそう信じています。

## ●「勇ましく高尚なる人生」を残そう

がんという病気は、とても個別的です。体質や、どこにできたか、あるいはステージ（がんの進行度）によって、症状もさまざまなら治療法もさまざま。抱える悩みも人それぞれ違います。

ところが、個別的な問題こそ普遍的になり得るものです。つまり、人間や社会に共通する問題となり得るのです。がんに限らず、病気になれば誰でも似たような問題を抱えることになります。長期入院となれば、職を失うこともあるでしょう。病気の人を抱えれば、家族は誰でも労わり、支えようとします。

東日本大震災で「絆」の大切さが声高に叫ばれましたが、では今は、本当に「支え合う社会」になったでしょうか？　私たちが目指す「がん患者を支え合う社会」は、どんな病気を持った人や悩みを抱えた人、困っている人も見捨てない、〝温もり〟のある社会なのです。

本書の最後に、あらためて読者のみなさんにお願いします。

もしあなたが、がん患者自身であったら、どんな形でもいいですから、自身で「がん哲学外来」や「メディカル・カフェ」を開催して、自らの体験を生かしてほしいのです。聞いているだけでなく、相談するだけでなく、自分で役割を果たすことです。あるいは、一緒に考えることだけでもいいと思います。たとえば講演を聞いたら、それを家に帰って、親族や友達に話す。人前で話せるということは、そこで真理をつかんでいるからです。

私もそうでした。若き日に南原繁の話を聞いて、その内容を周囲に得意気に語っていました。でもそうすることで考えが発酵するのです。ただ聴いているだけでは意味がありません。

たとえば、病状が思うように改善せず、そして医師に必死の訴えをしても、取り合ってもらえないとしましょう。すると患者は医師への不信感を抱くようになります。一概に医師が悪いとも思えませんが、不信感を持つ気持ちはわかります。

しかし、いくら文句を言っても病気が治るわけではありません。そのような患者に私はこうお話しします。

「それなら、あなたがそれを改善する橋渡しをしたらどうですか」と。

患者の不信感にはそれなりの根拠があるはずです。何より切実な訴えが元になっています。その強いモチベーションをほかの患者さんのために使ってあげるのです。すると、同じような不満や不安を抱く人も、胸のつかえがおりるでしょう。そればかりか、医師との接し方、病院への対処の仕方などに、新たな希望が生まれるかもしれません。

アメリカなどには、「ペイシェント・アドボケイト（PA／患者擁護者）」というシステムがあります。これは、医療関係者でない人が、患者と医療機関の橋渡しをし、「患者の権利」を守る仕組みです。医療者にはわからない患者の視点が医療に組み入れられれば、もっと〝温かい医療〟に向かっていけるかもしれません。

残念ながら、日本にはまだこんなシステムはありませんが、その隙間を個々人のメディカル・カフェが埋めてあげるのです。患者同士が手を取り合うようにして、医師の盲点を埋めていければ、苦しいがん治療にも希望が生まれるはずです。

今、この本をお読みのがん患者の方も、ぜひその仲間に加わっていただきたいと願っています。闘病生活で得た知識や覚悟の何分の一かを、同じ病気で苦しんでいる人のために分けてあげてほしいのです。そんな形が広がっていけば、メディカル・カフェの数も増えるし、内容もより充実してくるはずです。

内村鑑三は、こう語っています。

「この世で一番価値があるのは、『あの人は立派な生き方をした』と言ってもらえることである」

そうです、「がん哲学外来」は「あなた自身が大切なんですよ」と、気づかせてあげる作業なのです。そこに参加することも、「後世に遺すべきものは、高尚なる勇ましい生涯」の証明になるはずです。

今日から、一緒に手を携えて生きていきましょう。

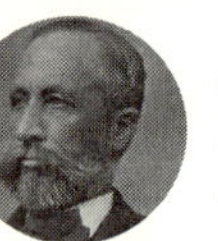

**ウィリアム・スミス・クラーク**
（William Smith Clark）

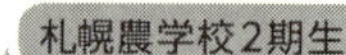


札幌農学校2期生

**新渡戸稲造**
（にとべいなぞう）1862（文久 2）－1933（昭和 8）

教育者、思想家。「太平洋の橋」になることを願い、国際連盟事務次長や太平洋問題調査会理事長を務め、国際理解と世界平和のために尽くした。『農業本論』『修養』などを執筆し、なかでも流麗な英文で書かれた『武士道』は各国語に翻訳され世界中で読まれている。東京大学教授、東京女子大学初代学長などを歴任。1922 年に創設された「知的協力委員会」は、当時、国際連盟の事務次長であった新渡戸が事務を担当し、哲学者・ベルグソン議長をはじめ、アインシュタイン、キュリー夫人ら 12 名の有識者メンバーからなる。

同級

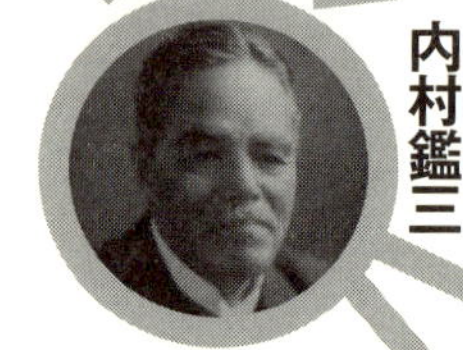

**内村鑑三**
（うちむらかんぞう）
1861（万延 2）－
1930（昭和 5）

キリスト教思想家、文学者。高崎藩士の子として生まれる。札幌農学校でキリスト教に出会い、クラーク博士に感化され洗礼を受ける。卒業後に渡米。帰国後、福音主義信仰を唱え、従来の教会的キリスト教に対し、無教会主義を主唱。足尾銅山鉱毒反対運動に関わり、日露戦争の際は非戦論を主張するなど社会運動家としても活躍。1900 年『聖書之研究』を創刊。著書に『代表的日本人』や英文の自伝『余は如何にして基督信徒となりし乎』などがある。

弟子

**斎藤宗次郎**
（さいとうそうじろう）

影響

影響

**樋野興夫**（ひのおきお）

夢は「7 人のサムライ＝勝海舟、新島襄、内村鑑三、新渡戸稲造、南原繁、矢内原忠雄、吉田富三」と天国でカフェを開催すること。

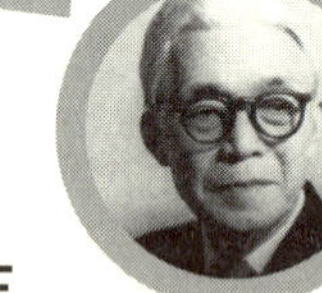

**南原 繁**
（なんばらしげる）
1889（明治 22）
－1974（昭和 49）

政治学者。東京帝国大学を卒業して内務省に入る。母校の教授になり、主に政治学史を担任。後に東京帝国大学総長、東京大学名誉教授を歴任。学生時代から内村鑑三によってキリスト教の信仰に導かれ、ドイツ観念論の独創的研究を中心に政治の哲学的研究を進め、それを通じて国体という擬似宗教を批判。その成果を『国家と宗教』『フィヒテの政治哲学』にまとめた。

がん哲学の源流

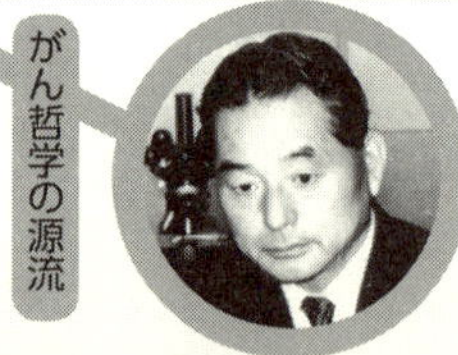

**吉田富三**
（よしだとみぞう）
1903（明治 36）－
1973（昭和 48）

病理学者。東京帝国大学医学部卒業。ラットの肝臓がん発生実験に成功し、「吉田肉腫」といわれるがん細胞を発見するなど、現代のがん研究の基礎を築いた。1960 年には東京に国際がん学会議を招集するなど、国際的にも活躍。財団法人がん研究会がん研究所所長、日本学士院会員、日本学術会議会員・副会長、国語審議会委員などを歴任。

恩師

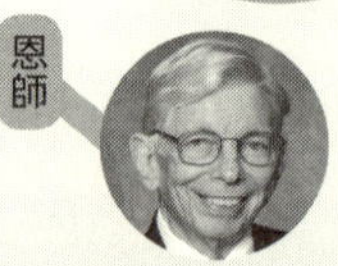

**アルフレッド・ジョージ・クヌードソン**
（Alfred G. Knudson）

**参考：ゆい訪問看護ステーション　矢内原忠雄記念～本郷通りカフェ～**

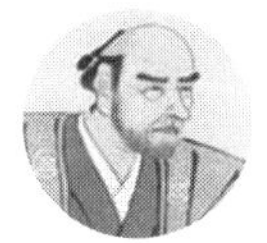

**二宮尊徳**
（にのみやたかのり）

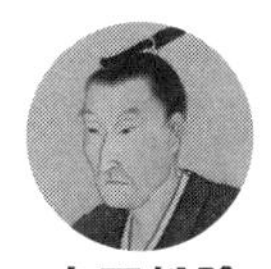

**吉田松陰**
（よしだしょういん）

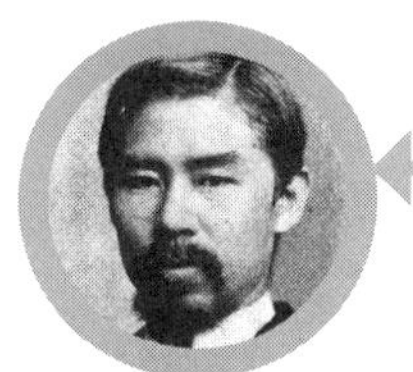

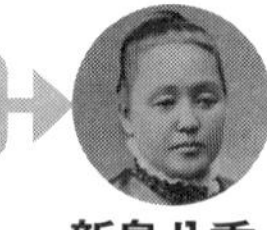

夫婦

**新島八重**
（にいじまやえ）

**新島襄**（にいじまじょう）
1843（天保14）―1890（明治23）

宗教家、教育者。明治六大教育家の一人とされる。1867年、米国アマースト大学に入学。日本人として初めて学士号を取得。在学中にウィリアム・スミス・クラークから科学の授業を受け、この縁で後にクラークは来日することになる。在学中、岩倉使節団と会い、木戸孝允の通訳となる。後に使節団に参加し、使節団の報告書『理事功程』を編集。明治政府の教育制度にも大きな影響を与える。欧米各国の教育制度を調査し帰国後、同志社英学校（後の同志社大学）を興す。

アメリカでの教え子

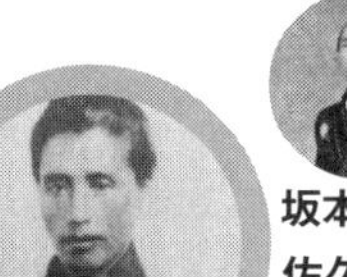

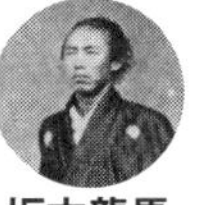

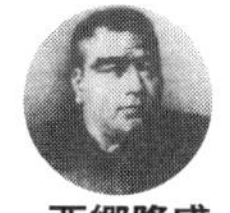

**坂本龍馬**　**西郷隆盛**

**佐久間象山、大久保利通**
**木戸孝允、伊藤博文**
**大隈重信、板垣退助**

武士道
サムライ精神

**勝 海舟**
（かつかいしゅう）
1823（文政6）―1899（明治32）

江戸時代末期から明治時代初期の武士、政治家。山岡鉄舟、高橋泥舟と共に「幕末の三舟」と呼ばれる。幼少期から剣術の腕に長け、地理学や兵学を研究し、蘭学塾も開いた。黒船来航の際、海防意見書を提出し認められる。1860年、日米修好通商条約のための遣米使節に、護衛の軍艦「咸臨丸」艦長として渡米。西洋の文明に触れ、帰国後、坂本龍馬らを指導する。戊辰戦争の際、幕府側代表として西郷隆盛と会見し、江戸城無血開城を実現。明治維新後は海軍卿、枢密顧問官などを歴任。

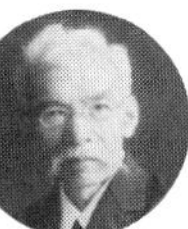

**山極勝三郎**
（やまぎわかつさぶろう）

影響

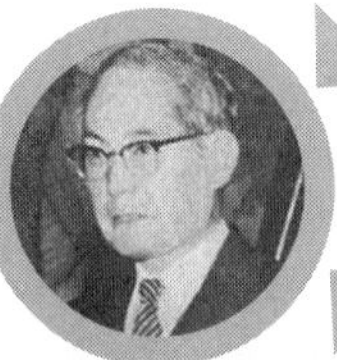

**矢内原忠雄**
（やないはら
ただお）
1893（明治26）
―1961（昭和36）

**21世紀の**
**新渡戸稲造**

影響

経済学者。旧制第一高等学校に在学中、無教会主義者の内村鑑三が主宰していた聖書研究会に入門を許され、キリスト教への信仰を深める。東大に入学後、吉野作造の民本主義や、人道主義的な立場から植民政策学を講じていた新渡戸稲造の影響を受け、思想形成を行う。東大教授になるも植民政策を研究し、1937年、戦争政策を批判して教授の職を追われる。第二次大戦後復帰、後に東大総長となり、無教会派キリスト教伝道者としても活躍。

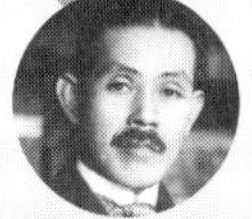

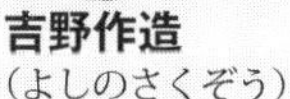

**吉野作造**
（よしのさくぞう）

恩師

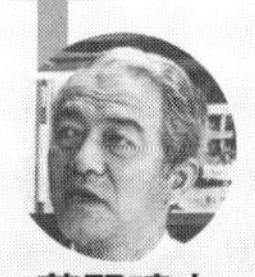

**菅野晴夫**
（すがのはるお）

●著者プロフィール
**樋野興夫**（ひの・おきお）
1954年、島根県生まれ。医学博士。順天堂大学医学部病理・腫瘍学教授。一般社団法人がん哲学外来理事長。米国アインシュタイン医科大学肝臓研究センター、フォックスチェースがんセンター、癌研実験病理部長を経て現職。2008年、提唱する「がん哲学外来」を開設。がんで不安を抱えた患者と家族に対話を通して支援する予約制・無料の個人面談を行っている。医療現場と患者の間にある「隙間」を埋める活動を続けている。著書に『明日この世を去るとしても、今日の花に水をあげなさい』（幻冬舎）、『がん哲学外来へようこそ』（新潮社）など、多くのベストセラーを出している。

---

**苦しみを癒す「無頓着」のすすめ**
2017年2月10日　　初版第1刷発行

著　　者　　**樋野興夫**

Special thanks　田中雅博
編集協力　さくらエディション（竹石 健、佐藤弘子）
写　　真　国見祐治
カバーデザイン　アキヨシアキラ
本文デザイン　石川直美

発 行 者　**田中幹男**
発 行 所　株式会社**ブックマン社**
〒101-0065　千代田区西神田 3-3-5
TEL　03-3237-7777　　FAX 03-5226-9599
http://www.bookman.co.jp
ISBN 978-4-89308-875-8
印刷・製本　株式会社 **三秀舎**

---